JN225573

物品と動作の理解検査

An Object & Action Comprehension Test

「名詞/動詞の二重解離」その理論的背景と
理解・呼称評価の重要性

佐藤ひとみ　著

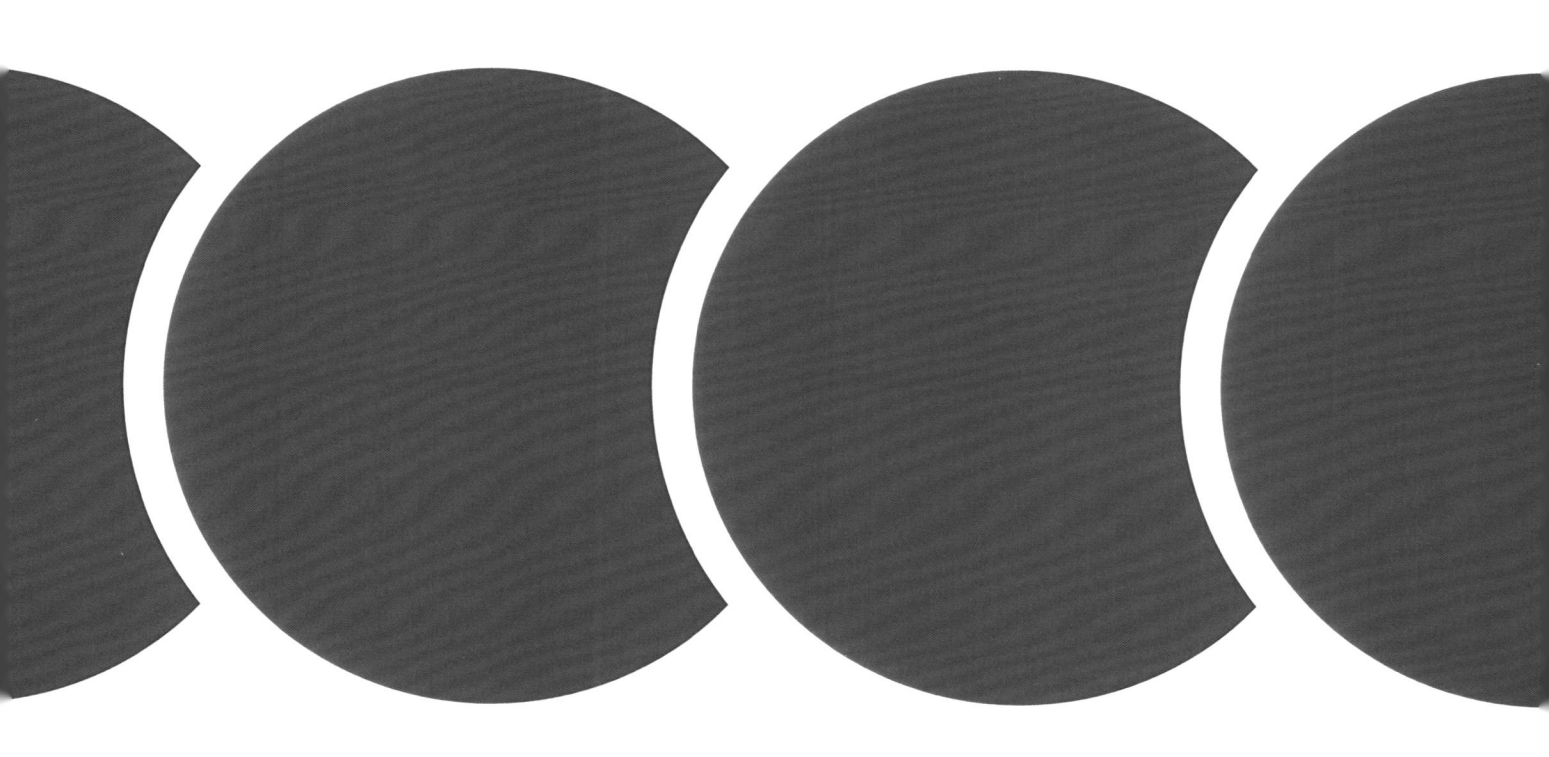

エスコアール

目次

はじめに

　私たちが言葉を理解し話すことができるのは、脳内で言語情報の処理がすみやかに行われているからである。では、言葉は脳内でどのように表象され処理されているのだろうか？　脳損傷を受けた方が示す言語機能の問題を検討して、この疑問に取り組もうとした研究者たちが中心となり、1984 年学術誌 *Cognitive Neuropsychology*（「認知神経心理学」）が発刊された。この学問領域において、「二重解離」（課題 A と課題 B の成績において、ある患者さんでは A が保たれ B が障害されるが、別の患者さんでは B が保たれ A が障害される現象）が脳内の認知過程を解く鍵とみなされた。そのため、1980 年代から報告された「名詞 / 動詞の二重解離」の症例研究は、夥しい数にのぼる。こうした研究は、物品 / 動作を表す単語 object words / action words の表出を求める呼称課題の結果に基づくものが殆どである。しかし呼称は意味処理をまず必要とする課題であるため、物品 / 動作を表す単語の意味理解課題でも二重解離が生じるのかどうかを検討することが、きわめて重要となる。もし、理解において呼称と同様の二重解離が認められるならば、脳内の言葉の意味表象について示唆が得られるからである。さらに、同一の刺激語を用いた「物品と動作」の理解 / 表出の評価は、的確な呼称セラピーをデザインするために必須である。こうした観点から、「物品と動作の理解検査」が開発された。

　手引書『物品と動作の理解検査 An Object & Action Comprehension Test －「名詞 / 動詞の二重解離」その理論的背景と理解・呼称評価の重要性－』は、本検査だけでなく、「物品と動作の呼称検査 An Object & Action Naming Test」（佐藤、2017）を同一の "失語症のある方 person with aphasia" に適用した結果を合わせて示し、「物品と動作」の理解 / 表出の結果について先行研究を踏まえた解釈を試みた。さらに、脳損傷患者の「名詞 / 動詞の二重解離」現象を理論的に理解する上で重要な示唆を与える、「名詞 / 動詞の脳内処理」に関する脳画像研究や計算論的アプローチであるコネクショニスト・モデルについて言及した。最後に、「物品と動作」の理解 / 呼称評価を実施し、物品 / 動作の呼称セラピーを系統的に行う臨床研究の必要性を指摘した。

　本検査と手引書を刊行するにあたっては様々な方々のお力を頂戴した。ここに記して心から感謝したい。東洋英和女子大学名誉教授・林文先生には、統計学的側面からご高閲を賜った。能勢淳子氏には、健常者調査のデータ入力と資料の整理・確認についてご協力いただいた。そして、本検査と「物品と動作の呼称検査」の被験者となってくださったＥＩさん、ＳＩさん、ＹＩさん、ＹＴさん、ＭＵさん、皆様の検査結果を得ることができなければ、本検査の妥当性と信頼性を検討し、「名詞 / 動詞の二重解離」現象について総合的に検討することは叶わなかった。また、出版にあたりご尽力いただいたエスコアール鈴木弘二氏、鈴木峰貴氏、根本満氏にお礼を申し上げたい。

2019 年　木々の緑が目に染みる日に

佐藤 ひとみ

1. 検査の目的と特徴

1.1 本検査開発の背景

　「もの（物）」を表す言葉（＝名詞）と「こと（行為、出来事）」を表す言葉（≒動詞）[1] は、私たちの語彙の根幹をなしている。国立国語研究所（1984）による「基本語彙六千」と「基本語二千」の場合、名詞はそれぞれ 71.2% と 62.0%、動詞はそれぞれ 15.8% と 21.5% の比率となり、名詞と動詞を合わせると基本語彙の 8 割以上を占める。失語症の中核症状である呼称障害における名詞と動詞の二重解離現象（たとえば、Caramazza & Hillis, 1991; Bird et al., 2000, 2003; 小島ら, 1990）は、「名詞と動詞の神経基盤は異なるのか？」という関心[2] から注目され、品詞特異性障害 word-class-specific impairment（Laine & Martin, 2006）として多くの研究報告がなされてきた。表 1 は、Mätzig et al.（2009）がレヴューした 38 論文 280 名に彼ら自身が研究対象とした 9 名を加えた 289 名と、我が国において名詞と動詞の頻度または親密度が統制された刺激語を用いた 5 論文 80 名（奥平・物井, 2000; 滝沢ら, 2002; 久保田ら, 2005; 菅野・藤田, 2007; 安田, 2013）で報告された失語症患者の呼称結果をまとめたものである。これら 44 論文 369 名の失語症患者において、動詞がより障害された症例の生起率は 63.4%、名詞がより障害された症例の生起率は 12.2% となった。

表 1　失語症患者における名詞 / 動詞呼称成績（文献検討）

		名詞≒動詞	名詞＞動詞	名詞＜動詞	計
英文 39 文献	非流暢性失語	35	102	1	138
	流暢性失語	8	106	30	144
	混合性失語	1	6	0	7
	小計	44	214	31	289
和文 5 文献	非流暢性失語	26	12	0	38
	流暢性失語	20	8	14	42
	小計	46	20	14	80
計 44 文献	非流暢性失語	61	114	1	176
	流暢性失語	28	114	44	186
	混合性失語	1	6	0	7
	合計	90	234	45	369
	生起率	0.244	0.634	0.122	1.00

1　「こと」を表す言葉には、動詞だけでなく「事象を表す名詞表現」と呼ばれる〈名詞＋動詞連用形〉の複合名詞（例：魚釣り）や動作性名詞（例：読書、放水）がある。

2　「名詞と動詞の二重解離」の論文をレヴューした Mätzig et al.（2009）によると、名詞と動詞の正答率で 30% 以上の相違を示した症例で損傷部位が明らかな 36 名（動詞低下 24 名、名詞低下 12 名）の場合、名詞低下の症例はすべて左側頭葉が病巣に含まれていたが、動詞低下の症例は必ずしも左前頭葉が含まれているとは限らず病巣は広範囲であった。

　これら報告例の内、名詞 / 動詞呼称の成績差が統計的に有意であることを確認できた 112 名[3]（名詞＞動詞：87 名、名詞＜動詞：25 名）において、動作呼称成績が物品呼称よりも低下したものは約 8 割を占め、非流暢性失語例はこのパタンのみを示した（表 2）。

表 2　呼称成績における名詞と動詞の二重解離（文献検討）

	名詞＞動詞	名詞＜動詞	計
非流暢性失語	54		54
流暢性失語	27	25	52
混合性失語	6		6
計	87	25	112
生起率	0.777	0.223	1.00

　こうした名詞と動詞の二重解離現象を検討した研究は、刺激語の単語属性が統制されていないものや健常者における名称一致 name agreement[4] を明示していないものが多数含まれるという問題点があった。このため Masterson & Druks（1998）は、名称一致率が 93% 以上であった名詞と動詞の獲得年齢、親密度、頻度のそれぞれを一致させる方法 a pairwise basis で選択した単語リストを公開し、それに基づき名詞 162 語と動詞 100 語からなる An Object and Action Naming Battery（OANB: Druks & Masterson, 2000）を開発した。Bird & Webster（2000）は、頻度と語長を統制した名詞 54 語と動詞 66 語を用い、動作呼称の刺激に動画ビデオを使った動詞と名詞の検査（VAN-Verb and Noun Test）を出版している。我が国では、「失語症語彙検査」（藤田ら, 2000）の下位検査である「名詞表出検査」「動詞表出検査」の場合、名詞 / 動詞の頻度を統制した各 40 語で構成されている。多くの研究者が指摘しているように（たとえば、Drucks, 2002, 勝木, 2005）、物品 / 動作呼称に使用する刺激語の選定には単語属性に十分な注意を払うことが肝要である。健常者 / 脳損傷患者の呼称反応は頻度だけでなく他の単語属性の影響も受ける（Nickels & Howard, 1994, 1995; Woollams et al., 2008; 佐藤, 2013; 佐藤ら, 2013a,b）。このため、親密度、心像性、頻度、獲得年齢が明示された刺激語を用い、できるだけ単語属性を統制し、かつ名称一致という健常者の呼称反応を踏まえた呼称検査が必要とされていた。「物品と動作の呼称検査」（佐藤, 2017）は、こうした要件を満たすものとして開発された。

　しかし失語症臨床において、呼称障害の発現機序の仮説を考え、それに基づく呼称セラピーを実施するためには、物品 / 動作呼称だけでなく物品 / 動作の理解の評価が重要である。事実、呼称障害と理解障害が合併する症例（動詞の理解と産出の障害：Daniele et al., 1994; Miceli et al., 1988; McCarthy & Warrington, 1985, 名詞の理解と産出の障害：Silveri & Di Betta, 1997; Daniele et al.,

---

3　本手引き書、〈資料 1〉を参照のこと。
4　Bose & Schafer (2017) は、名称一致（特定の刺激絵に対して呼称された単語の一致度）が健常者と失語症者の呼称正答率に影響したと報告している。たとえば花瓶の絵に対して、健常者 100 名の内 95 名が「花瓶」、5 名が「壺」と呼称した場合、名称一致率は 95％ となる。

1994）と、明らかな理解障害を伴わない呼称障害を示す症例（動詞の産出障害：Silveri & Di Betta, 1997; Miceli et al., 1988; Caramazza & Hillis, 1991, 名詞の産出障害：Silveri & Di Betta, 1997; Mizzo et al, 1994）が報告されている。これは、物品／動作呼称の二重解離の原因は症例により異なることを示唆する。理解／呼称障害が共起する場合、物品／動作の意味表象の問題が物品／動作呼称障害をもたらす原因の一つであり、名詞／動詞の意味理解が保たれた物品／動作呼称障害の場合、意味処理以外に主な問題があると指摘できよう。つまり、物品／動作呼称の成績差をもたらす原因を検討するには、物品（名詞）と動作（動詞）の意味理解を評価することが必要なのである。

　ところが、物品（名詞）と動作（動詞）の理解を比較できる検査は、近年まであまりなかった。Alyahya ら（2018）は、名詞と動詞の5つの単語属性（心像性、親密度、頻度、語長、獲得年齢）と刺激絵の視覚的複雑さ visual complexity of the pictorial image を統制した各32語で、名詞と動詞の「呼称／理解」を比較できる検査を考案した。この理解検査は、1/5 選択の絵と単語のマッチング課題 picture-to-word matching task で、妨害刺激は目標語と意味的関連のある2単語、意味的関連のない2単語で構成され、文字単語 written word と音声単語 spoken word を同時呈示して理解を測定する方法をとっている。他に、聴覚呈示した単語と絵のマッチング課題 spoken word-to-picture matching task を用いた1/10 選択のもの（Soloukhina & Ivanova, 2018）と1/4 選択のもの（Thompson et al., 2012）がある。前者は、名詞と動詞の「親密度」「獲得年齢」「頻度」「心像性」「イメージ一致度」「視覚的複雑性」を統制したもので、後者は「頻度」と「語長」のみが統制された。いずれも呼称と理解を評価できるが、名詞と動詞各30語を対象とする前者に対し、後者の場合、呼称は各16語、理解は名詞10語、動詞12語と課題数が統制されていない。我が国では、「失語症語彙検査」（藤田ら, 2000）の下位検査である「名詞理解検査」「動詞理解検査」（各40語）がある。この聴理解検査は1/4 選択の単語と絵のマッチング課題で、刺激語の頻度が統制されており、名詞と動詞の理解成績を比較することができる。しかし、その刺激語は同じく「失語症語彙検査」の下位検査である「名詞表出検査」「動詞表出検査」とは異なるため、名詞と動詞で理解と表出に相違があるかどうかを直接比較できない。「物品と動作」の理解／呼称における解離の有無を検討するためには、同一の刺激語を用いた検査が必要なのである。

1.2 本検査の目的と特徴

　本検査は、単語属性が統制された名詞と動詞を刺激語に用い、絵の適切性も検討された物品絵と動作絵を用いて、物品（名詞）と動作（動詞）の理解を的確に評価することを目的とする。

　その特徴は、第一に同じ刺激語と刺激絵で構成された「物品と動作の呼称検査」の併用で、「物品と動作」の呼称／理解を直接比較して、名詞と動詞の二重解離の有無を正確に評価できることである。

　第二に、本検査の妨害刺激は、検査語の意味に類似または何らかの関連がある単語で構成されている（例：「蝶々」の場合、「蛾、蝉、トンボ、鳩」、「焼く」の場合、「温める、煮る、茹でる、炊く」）ため、意味障害の検出に鋭敏である。

　第三に、本検査は1/5 選択の絵ー単語（文字単語＋音声単語）マッチング課題であり、施行が簡便である。

2. 本検査の刺激語

　本検査の刺激語は、「物品と動作の呼称検査」（佐藤，2017）の検査語と同一で、親密度と頻度を統制した（名詞 vs. 動詞，t-test 両側検定：親密度 p=0.28，頻度 p=0.15）名詞と動詞各 54 語である。検査名詞と検査動詞の単語属性データ[5] は、〈資料２〉に示した。表 3 は、検査語の「心像性」「親密度」「頻度」「獲得年齢 AoA」「語長（モーラ数）」の平均と範囲、標準偏差である。動詞の AoA は、ほとんどが阪本（1984）の分類 A1 に属する語で、名詞の AoA が動詞より若干高くなった。心像性の平均は、動詞が名詞よりも 1.02 低くなった。Bird ら（2000，2003）は「動詞の心像性は名詞より低い」と指摘したが、親密度と頻度を統制した本検査の刺激語においても、その特徴がみられた。なお、名詞の意味カテゴリー[6] は「人工物」に属するものが 35 語、「自然物」に属するものが 19 語である。動詞は、すべて「人」を動作主にし得るもので、「を」格を取る動詞である。

表 3　検査語の単語属性

		名詞（N=54）	動詞（N=54）
心像性	平均	5.85	4.83
	範囲	4.09–6.91	3.71–5.63
	標準偏差	0.64	0.36
親密度	平均	6.02	5.92
	範囲	4.34–6.63	4.34–6.56
	標準偏差	0.54	0.42
頻度	平均	3.29	3.51
	範囲	1.81–4.71	1.58–5.18
	標準偏差	0.65	0.82
獲得年齢	平均	1.52	1.02
	範囲	1–5	1–2
	標準偏差	1.08	0.13
語長（モーラ）	平均	2.93	2.50
	範囲	1–6	2–4
	標準偏差	1.00	0.57

注：獲得年齢は、『新教育基本語彙』（阪本，1984）で A1，A2，B1，B2，B3 と分類されたものに 1〜5 の数量を当てはめて統計値を算出した。頻度は対数変換（log10）した数値を用いた。

5　単語属性の親密度、頻度、心像性、語長は、NTT データベース（親密度，語長：天野・近藤，1999；頻度：天野・近藤，2000；心像性：佐久間ら，2005）を用いた。NTT データベースには、親密度と心像性の評定実験における刺激呈示条件の相違により、3 つの親密度（音声単語親密度、文字単語親密度、音声文字単語親密度）と 2 つの心像性（音声単語心像性、文字単語心像性）がある。本検査の場合、親密度は「音声文字単語親密度」を採用し、心像性は検査語の「音声単語心像性」の欠損値が多かったため、「文字単語心像性」を採用した。

6　自然物 natural objects vs. 人工物 artifacts という意味カテゴリーについては、本手引書 p.22 脚注 12 を参照されたい。

3. 本検査の実施方法と採点/評価方法

3.1 実施方法

〈一般的留意事項〉

- 対面できる静かな環境で実施すること
- 被験者と検査者の間にラポール rapport が形成されていること
- 被験者は、本検査の教示を理解でき、かつ指さしができること

〈実施手順〉

- 物品の理解54課題と動作の理解54課題は、別々に実施する。どちらを先に実施してもかまわないが、理解成績を比較する観点から、2つの課題は1週間以内で実施されることが望ましい。なお、被験者に疲労がみられる場合、各課題とも複数回に分けて施行することは許容される。
- 教示は、物品の理解課題では「これは何ですか？」、動作の理解課題では「何をしていますか？」と刺激絵を指さして尋ね、絵の下に書かれた5つの文字単語を上段3語下段2語の順に読み上げて、「当てはまるものを1つ指さしてください」と教示する。両理解課題とも、2つの例題を用いて被験者が教示を理解していることを確認する。例題において、被験者から反応が得られなかった場合、「これは〜ですね」「これは〜をしていますね」と言いながら目標語を指さして解答を示し、課題の理解を促す。
- 課題試行の制限時間は設けない。
- 無答が10課題連続した場合、本検査が被験者に不適切であったと判断し検査を中止する。
- なお評価の1つとして、「物品の理解」と「動作の理解」の検査実施の各所要時間を計測し、記録することが望ましい。

3.2 採点/評価方法

- 物品の理解、動作の理解とも、目標語のみを正答とし得点を与える。
- 各記録用紙には、正答記載欄と妨害刺激語の4つの欄がある。正答の場合、正答欄に✓を記載し、誤答の場合、選択された妨害刺激に○をつけ、無答の場合NR欄に✓をつけて集計する。各検査の記録用紙と記入例は、図1と図2を参照されたい。
- 単語属性の影響など詳細な分析は、添付のエクセル・ファイルを利用して個々の言語臨床家が必要に応じて行う。
- 一般的には健常者平均値より−2SD以下を「障害あり」とみなすが、本検査の場合、「物品の理解」「動作の理解」とも本検査標準化のために対象とした健常者100名の平均得点は53.8、標準偏差はそれぞれ0.52と0.39で、平均−2SDは「物品の理解」で52.76、「動作の理解」で53.02となる。しかし健常者100名の得点範囲をみると、「物品の理解」は51〜54、「動作の理解」53〜54であるため、前者の場合50以下、後者の場合52以下の得点が単語意味理解障害の目安とするのが妥当と思われる。

物品と動作の理解検査 物品理解 記録用紙

被験者氏名：MU　　　　　　　　　　　　　　　　実施年月日：　　年 ○ 月 ○ 日

Test SQ	ID	単語	読み	心像性	正答 心高	正答 心低	妨害刺激1	妨害刺激2	妨害刺激3	妨害刺激4	NR
1	N22	蝶々	ちょうちょう	L			トンボ	蝉	鳩	(蛾)	
2	N25	手	て	H			(腕)	膝	肘	肩	
3	N21	タクシー	たくしー	H	✓		パトカー	自家用車	ジープ	トラクター	
4	N4	兎	うさぎ	L		✓	亀	狐	鼠	リス	
5	N47	窓	まど	H	✓		扉	障子	襖	押入れ	
6	N43	ベルト	べると	L		✓	帯	ズボン	ボタン	ファスナー	
7	N42	ヘリコプター	へりこぷたー	H	✓		セスナ	グライダー	ジェット機	ロケット	
8	N12	琴	こと	L		✓	三味線	笛	尺八	太鼓	
9	N33	ノート	のーと	H	✓		鉛筆	消しゴム	本	便箋	
10	N18	線路	せんろ	L			道路	車道	歩道	(電車)	
11	N6	髪	かみ	H	✓		髭	うなじ	眉	睫毛	
12	N44	ベンチ	べんち	L			車椅子	ハンモック	ブランコ	(ロッキングチェア)	
13	N13	米	こめ	H	✓		蕎麦	麦	豆	芋	
14	N14	財布	さいふ	L		✓	袋	小銭	がまぐち	根付	
15	N32	ネクタイ	ねくたい	H	✓		リボン	背広	チョッキ	袖	
16	N2	足	あし	L		✓	腹	首	胸	腰	
17	N29	ナイフ	ないふ	H			包丁	(フォーク)	スプーン	皿	
18	N7	瓦	かわら	L		✓	屋根	壁	柱	戸	
19	N35	バイオリン	ばいおりん	H			ウクレレ	コントラバス	(ギター)	マンドリン	
20	N54	ランプ	らんぷ	L		✓	蛍光灯	ろうそく	電球	テント	
21	N3	石	いし	H			(砂)	土	丘	砂利	
22	N45	弁当	べんとう	L		✓	サンドイッチ	海苔巻き	寿司	おにぎり	
23	N11	黒板	こくばん	H	✓		掲示板	白墨	学校	ホワイトボード	
24	N52	ライター	らいたー	L		✓	マッチ	煙草	灰皿	線香	
25	N37	バット	ばっと	H			(ラケット)	ボール	ネット	グローブ	
26	N40	瓶	びん	L		✓	壺	丼	箱	鉢	
27	N50	山	やま	H	✓		森	林	谷	崖	
28	N10	顕微鏡	けんびきょう	L		✓	望遠鏡	眼鏡	鏡	虫眼鏡	
29	N36	バス	ばす	H	✓		ハイヤー	ライトバン	消防車	スポーツカー	
30	N17	扇子	せんす	L			(うちわ)	風車	簾	風鈴	
31	N27	トマト	とまと	H	✓		梨	りんご	メロン	みかん	
32	N34	肺	はい	L			(心臓)	胃	腸	喉	
33	N46	ポスト	ぽすと	H	✓		手紙	はがき	郵便局	切手	
34	N41	筆	ふで	L			硯	万年筆	(墨)	紙	
35	N9	雲	くも	H			雨	雪	霧	(虹)	
36	N19	草履	ぞうり	L		✓	下駄	靴	サンダル	着物	
37	N23	チョコレート	ちょこれーと	H	✓		キャラメル	飴	ケーキ	ビスケット	
38	N16	城	しろ	L		✓	寺	堀	五重塔	神社	
39	N31	涙	なみだ	H			眼球	汗	頬	(涙腺)	
40	N5	鎌	かま	L			(鍬)	斧	鉈	鋸	
41	N28	トラック	とらっく	H	✓		ダンプカー	トレーラー	ブルドーザー	リムジン	
42	N51	百合	ゆり	L		✓	菊	あやめ	藤	バラ	
43	N53	ラジオ	らじお	H	✓		テレビ	ステレオ	電話	スピーカー	
44	N49	門	もん	L		✓	家	勝手口	車寄せ	鎧戸	
45	N48	ミシン	みしん	H	✓		アイロン	針	糸	布	
46	N26	灯台	とうだい	L		✓	物見櫓	電灯	仏塔	展望台	
47	N24	机	つくえ	H	✓		椅子	円卓	飯台	座卓	
48	N1	顎	あご	L		✓	目	口	耳	鼻	
49	N39	ビール	びーる	H	✓		ワイン	サイダー	ジュース	焼酎	
50	N30	波	なみ	L		✓	浜	湖	川	空	
51	N20	タオル	たおる	H	✓		ハンカチ	暖簾	鉢巻	三角巾	
52	N38	羽	はね	L		✓	翼	虫	鳥	体毛	
53	N15	自転車	じてんしゃ	H	✓		一輪車	三輪車	スクーター	オートバイ	
54	N8	櫛	くし	L		✓	ブラシ	剃刀	刷毛	頭	

		心高	心低			
計	20	20		誤反応数		14 /54
正答数	40 /54	（高心像語	20 /27,	低心像語		20 /27）
正答率	74 %	（高心像語	74 %,	低心像語		74 %）

例題 1：猫
例題 2：ランドセル

健常者100名の平均得点：53.8
（範囲：51-54，SD：0.52）

図1　物品理解の記録用紙・記入例

物品と動作の理解検査　動作理解　記録用紙

被験者氏名：YI　　　　　　　　　　　　　　　　　　　実施年月日：　　　年　○月　○日

Test SQ	ID	単語	読み	心像性	正答 心高	正答 心低	妨害刺激1	妨害刺激2	妨害刺激3	妨害刺激4	NR
1	V17	切る	きる	L			除く	砕く	破く	（削る）	
2	V51	見る	みる	H	✓		捉える	睨む	合う	面する	
3	V47	掘る	ほる	L		✓	貫く	塞ぐ	通す	突く	
4	V12	書く	かく	H			（述べる）	話す	描く	まとめる	
5	V54	割る	わる	L		✓	潰す	刻む	裂く	離れる	
6	V2	開ける	あける	H			外す	（始める）	広げる	閉じる	
7	V29	摘む	つむ	L			飾る	つねる	掬る	（気つける）	
8	V16	聞く	きく	H	✓		届く	傾ける	通じる	調べる	
9	V1	上がる	あがる	L		✓	下がる	跳ねる	入る	追う	
10	V7	打つ	うつ	H			ぶつかる	添える	（抜く）	殴る	
11	V9	落とす	おとす	L			沈む	（下げる）	浮く	拾う	
12	V39	運ぶ	はこぶ	H			送る	探す	担ぐ	（行く）	
13	V27	建てる	たてる	L			住む	（投げる）	据える	備える	
14	V32	投げる	なげる	H	✓		当たる	奪う	転がす	蹴る	
15	V44	吹く	ふく	L			つまびく	そよぐ	（通じる）	すぼめる	
16	V3	洗う	あらう	H			注ぐ	清める	さらす	（掛かる）	
17	V14	かぶる	かぶる	L		✓	包む	覆う	遮る	隠す	
18	V53	読む	よむ	H	✓		浮かぶ	唱える	解く	分かる	
19	V43	拭く	ふく	L		✓	汚す	掃く	絞る	撫でる	
20	V30	釣る	つる	H	✓		手繰る	刺す	寄せる	集める	
21	V26	畳む	たたむ	L		✓	積む	折る	置く	並べる	
22	V33	握る	にぎる	H			抱える	捕まえる	挟む	（支える）	
23	V5	入れる	いれる	L		✓	しまう	収める	移す	渡す	
24	V23	吸う	すう	H	✓		嗅ぐ	休む	しゃぶる	吐く	
25	V13	数える	かぞえる	L			扱う	払う	（操る）	味わう	
26	V10	降りる	おりる	H			（去る）	登る	走る	出る	
27	V37	測る	はかる	L			定める	くわえる	（探る）	重ねる	
28	V8	押す	おす	H	✓		のける	圧する	離す	凌ぐ	
29	V4	合わせる	あわせる	L			返す	触る	なぞる	（絡める）	
30	V41	引く	ひく	H			（伸ばす）	ねじる	張る	戻す	
31	V48	撒く	まく	L			散らす	滴る	振る	配る	✓
32	V35	塗る	ぬる	H	✓		染める	まぶす	混ぜる	いじる	
33	V25	叩く	たたく	L			呼ぶ	（弾く）	擦る	倒す	
34	V45	踏む	ふむ	H	✓		乗る	耕す	止まる	埋める	
35	V11	降ろす	おろす	L			下る	垂らす	（下げる）	出す	
36	V52	焼く	やく	H			温める	茹でる	（炊く）	煮る	
37	V50	磨く	みがく	L		✓	濯ぐ	研ぐ	ほじる	揉む	
38	V22	閉める	しめる	H	✓		固める	止める	籠る	緩める	
39	V42	弾く	ひく	L			（防ぐ）	鳴る	なびく	歌う	
40	V34	脱ぐ	ぬぐ	H	✓		まとう	ずらす	付ける	剥ぐ	
41	V6	植える	うえる	L			蒔く	はめる	作る	（育てる）	
42	V40	貼る	はる	H	✓		粘る	残す	くっ付く	買う	
43	V19	漕ぐ	こぐ	L		✓	滑る	通る	進む	泳ぐ	
44	V36	飲む	のむ	H			噛む	汲む	（含ます）	吸い込む	
45	V15	刈る	かる	L		✓	取る	裁つ	破る	もぎる	
46	V31	跳ぶ	とぶ	H			（過ぎる）	舞う	回る	駆ける	
47	V20	壊す	こわす	L			覆す	損なう	分ける	害する	✓
48	V46	干す	ほす	H			蒸らす	（あぶる）	吊るす	濡らす	
49	V49	回す	まわす	L			戻す	（巡る）	曲げる	揺れる	
50	V24	捨てる	すてる	H			保つ	終える	消す	（失う）	
51	V21	締める	しめる	L			繋ぐ	ほどく	結ぶ	（縛る）	
52	V18	着る	きる	H			巻く	掛ける	（羽織る）	繕う	
53	V38	履く	はく	L		✓	すげる	詰める	揃える	装う	
54	V28	食べる	たべる	H			かじる	つまむ	啜る	（舐める）	

		計	12	11					誤反応数		31 /54
		正答数	23/54	（高心像語		12/27,		低心像語		11 /27）	
		正答率	43 %	（高心像語		44 %,		低心像語		41 %）	

例題1：剃る
例題2：揚げる

健常者100名の平均得点：53.8
　（範囲：53-54，SD：0.39）

図2　動作理解の記録用紙・記入例

4. 本検査の作成過程

　まず、本検査の妨害刺激となる単語を、以下の基準で選定した。

1）検査語の意味に類似または何らかの関連がある名詞/動詞

2）名詞の妨害刺激は、失語症患者が呼称課題で意味性錯語として産出する可能性が高いもの

3）妨害刺激は、重複して使用しない

　この基準で選択した妨害刺激（目標語1単語につき4単語）、名詞216語と動詞216語を用いて1/5選択の「物品の理解」課題と「動作の理解」課題を作成した。この検査試案を健常者5名に書面で実施し感想を記載してもらった。「バイオリン」の妨害刺激としての"チェロ"は楽器の形が似ており混同しやすいとの感想があり、「ウクレレ」に差し替えた。「（ボートを）漕ぐ」の妨害刺激"渡る"は刺激絵の表現として「（ボートで海を）渡っている」ということも可能との指摘があり、「通る」に変更した。さらに「（布団を）干す」の妨害刺激"乾かす"は、目標語「干す」と意味が近似しすぎているため目標語が選択されない可能性があると指摘された。この刺激絵は、"ベランダの柵に布団を掛けている"絵のため、「吊るす」に変更した。このような3点の修正を加えて「物品と動作の理解検査」の刺激を作成した。

　健常者調査は、就労している健常成人100名（女性59名, 男性41名）を対象に、「物品と動作の理解検査」を書面で実施した。被験者の平均年齢は38.4歳（範囲21-65, SD 11.1）、平均教育年数は16.0年（範囲10-24, SD 2.4）であった。プリントに「絵を説明する言葉として適切なものに○をつけてください」という教示文のもと動作絵と物品絵各2題の例題（図3参照）を呈示し、本課題の回答を求めた。調査票は、動作の理解課題の後に物品の理解課題を呈示する構成とした。

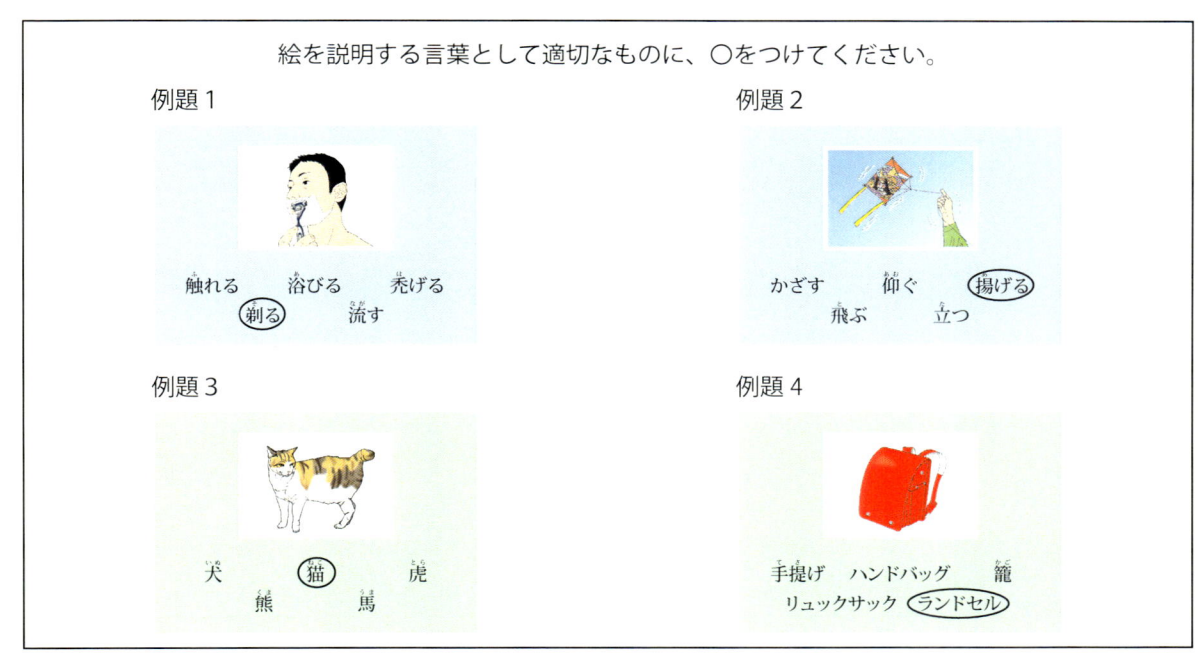

図3　健常者調査の例題

12

　健常者調査の結果、「物品の理解」検査と「動作の理解」検査の平均正答率は両検査とも99.6%ときわめて高かった。

　正答率が100%とならなかった検査語は、名詞と動詞それぞれ8単語あった。名詞では、「草履」92%、「鎌」96%、「バイオリン」97%、「百合」98%、「財布」「顕微鏡」「門」「トマト」99%、動詞では「着る」90%、「撒く」98%、「書く」「開ける」「聞く」「畳む」「引く」「叩く」99%であった。以下に、その誤反応と（　）に度数を示す。「草履」→サンダル（5）、下駄（3）、「鎌」→鍬（2）、鉈（1）、斧（1）、「バイオリン」→ギター（2）、コントラバス（1）、「百合」→菊（1）、あやめ（1）、「財布」→小銭（1）、「顕微鏡」→望遠鏡（1）、「門」→鎧戸（1）、「トマト」→りんご（1）、「着る」→羽織る（10）、「撒く」→散らす（2）、「書く」→描く（1）、「開ける」→外す（1）、「聞く[7]」→傾ける（1）、「畳む」→折る（1）、「引く」→張る（1）、「叩く」→弾く（1）。「草履」と「着る」は健常者の約1割が目標語を選択しなかったことになるが、本検査を意味障害の検出に鋭敏なものとするため、健常者調査に使用した単語を「物品と動作の理解検査」の刺激語とすることに決定した。なお、目標語と妨害刺激の意味的関連度を統制することは困難で、課題により意味的関連の度合いが相違することは否めない。

7　「音楽をきく」の漢字表記は、「聞く」よりも「聴く」がより妥当であるが、「物品と動作の呼称検査」の刺激語選定の際、「聞く」の単語属性を用いたため、本検査の表記は「聞く」を使用した。

5. 本検査の妥当性と信頼性

　本検査の妥当性とは、検査の主目的である「物品（名詞）と動作（動詞）の理解において二重解離現象が測定できるか」ということである。本検査の刺激語は、名詞と動詞の親密度と頻度を統制した「物品と動作の呼称検査」の刺激語と同一であり、名詞と動詞の理解の解離をみるための要件を満たし、かつ妨害刺激はすべて検査語の意味に類似または何らかの関連がある単語で構成されており、意味理解障害を評価するために適切なテスト内容で、「内容的妥当性」がある。

　では、失語症のある方において「理解における名詞と動詞の二重解離」が測定できるかどうかという「概念構成妥当性」を検討しよう。本検査を適用した対象[8] は、非流暢性失語ＥＩさん（60.0）、非流暢性失語ＹＩさん（66.4）、非流暢性失語ＹＴさん（78.5）、失名辞失語ＳＩさん（85.8）、混合性失語ＭＵさん（71.1）の５名である。全例右利き・左半球損傷で、（　　）は WAB 失語指数である。図４に示したように、ＥＩさん、ＹＩさん、ＹＴさんでは「物品の理解」が「動作の理解」より良好で、ＳＩさんの場合両者の相違は殆どなく、ＭＵさんでは「動作の理解」が「物品の理解」より良好となった。名詞と動詞の理解における成績差の検定（Fisher's exact test）の結果、有意差がみられたのは名詞＞動詞のＹＩさん（$p < 0.02$）と、名詞＜動詞のＭＵさん（$p < 0.05$）であった。つまり、理解における名詞と動詞の二重解離現象が検出された。これは本検査が、名詞＞動詞と名詞＜動詞の両方のパタンを検出できることを証明したわけで、検査の概念構成妥当性が示された。言い換えれば、本検査が主目的である物品 / 動作の理解における解離の検討に有効であることが実証されたといえる。

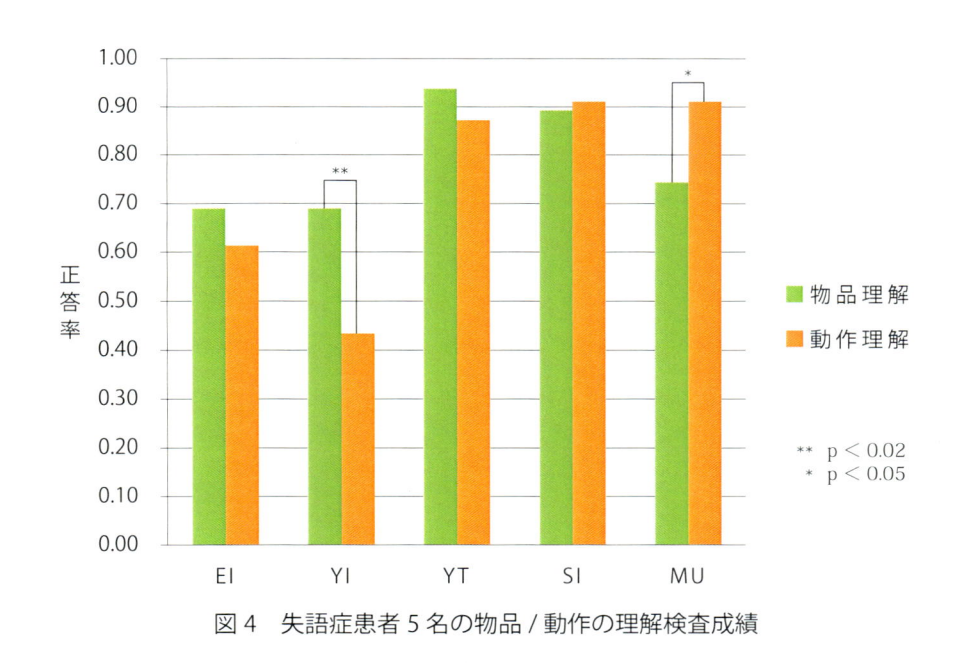

図 4　失語症患者 5 名の物品 / 動作の理解検査成績

8　5 名の対象者は、「物品と動作の呼称検査」を適用した方と同一で、性別、年齢、原因疾患、損傷部位、損傷部位、RCPM については、本手引書 P.15 表 4 を参照されたい。

　検査の信頼性は、再テスト法で測定結果の再現性をみて検討した。４ヶ月の期間をあけて混合性失語のＭＵさんに検査を実施した結果を示す。一回目の成績（物品理解 vs. 動作理解）は図４に示したように　40/54（74%）＜ 49/54（91%）、二回目も 40/54（74%）＜ 49/54（91%）と同じ正答率で、一回目と二回目のテストの相関係数は、物品理解で r=0.33、動作理解で r=0.56 となり測定の安定性が示された。次に、健常者調査の被験者の内 20 名の方を対象に４ヶ月の期間をあけて同様の方法（書面、一回目と同じ呈示順序）で検査を実施した結果、一回目の平均得点は、物品理解 53.6（SD 0.76）、動作理解 53.8（SD 0.41）で、二回目の平均得点は、物品理解 53.8（SD 0.52）、動作理解 53.9（SD 0.31）であった。二回のテストの相関係数は、物品理解 r=0.69、動作理解 r=0.68 といずれも高い信頼性係数が得られた。つまり、これら失語症患者と健常者による再テスト法により、本検査の信頼性が保証された。

　以上の検討より、本検査は妥当性と信頼性を備えたテストであるといえよう。

6. 本検査の失語症患者への適用

6.1 本検査と「物品と動作の呼称検査」の失語症患者への適用結果

　前節「5．本検査の妥当性と信頼性」で示した失語症患者5名の物品／動作の理解検査結果に加え、「物品と動作の呼称検査」（佐藤, 2017）の成績と誤反応分析を示し、さらに動作呼称の内容分析、動作呼称条件での名詞表出（「を」格の名詞）を分析して、各症例の障害パタンを多面的に検討してみよう。表4は、対象者の基本情報である。佐藤ら（2007）が開発した意味／音韻機能を評価する言語検査 CAL によるプロフィールは、「意味機能は比較的保たれていたが重篤な音韻障害がみられたＥＩさん、音韻障害はＥＩさんより重くないが意味機能も低下していたＹＩさん、意味機能は保たれていたがＹＩさんと同程度の音韻障害がみられたＹＴさん、意味／音韻機能が保たれていた ＳＩ さん、音韻機能は比較的保たれていたが意味障害がみられたＭＵさん」（「物品と動作の呼称検査」手引書, p.34, 表6参照）というものであった。

表4　対象者の基本情報

症例	性別	年齢	原因疾患	病巣	失語タイプ	WAB 指数	RCPM
ＥＩ	女	75	脳梗塞	左 MCA	非流暢	60.0	23
ＹＩ	男	80	出血性脳梗塞	左前頭葉皮質下	非流暢	66.4	14
ＹＴ	女	75	脳出血	左被殻，左側頭〜前頂葉	非流暢	78.5	30
ＳＩ	女	86	脳梗塞	左 MCA，小脳，脳幹	失名辞	85.8	27
ＭＵ	女	79	脳梗塞	左 MCA前方領域	混合性	71.1	32

注　WAB：WAB 失語症検査，　RCPM：レーヴン色彩マトリシス検査

〈「物品と動作」の理解／呼称検査成績の比較〉

　図5は、失語症のある方5名における「物品と動作」の理解/呼称検査の結果である。呼称検査後、1ヶ月以内に理解検査を実施した。理解検査における成績差が有意であったＹＩさん（名詞＞動詞）とＭＵさん（名詞＜動詞）の場合、呼称検査においても同様の名詞と動詞の成績差が認められた。つまり、2症例は「物品と動作」の理解／呼称の両方で二重解離現象を示したことになる。

　ＹＩさんは物品に比べて動作の理解／産出障害が重く、ＭＵさんは動作に比べて物品の理解／産出障害が重くなった。なお、ＹＩさんとＭＵさんは CAL の物品を用いた意味課題（聴理解, 呼称, 意味連合）で同程度の正答率（ＹＩ:67% vs. ＭＵ:70%）で、物品の理解検査ではそれにほぼ対応した結果（ＹＩ:69% vs. ＭＵ:74%）となったが、動作の理解検査ではＹＩさんが重篤な障害を示した

（ＹⅠ:43% vs. ＭＵ:91%）。

　物品呼称は比較的保たれていたが重篤な動作呼称障害を示したＹＴさんの場合、物品／動作の理解は比較的良好であった。言い換えれば、明らかな理解障害を伴わない動作呼称障害が認められた。ＳＩさんの場合、「物品と動作」の理解／呼称とも比較的良好な結果となった。ＹＴさんとＳＩさんのCAL 意味課題正答率は同じ（90%）で、物品の理解（ＹＴ:94% vs. ＳⅠ:89%）と動作の理解（ＹＴ:87% vs. ＳⅠ:91%）もほぼ同等の結果となった。失名辞失語を呈したＳⅠさんの場合、CAL 音韻課題正答率は高く（93%）、動作呼称（89%）よりも物品呼称（83%）成績が若干低くなったものの、呼称は対象者の中で最も保たれていた。一方、非流暢性失語を呈したＹＴさんの場合、CAL 音韻課題正答率は低かった（56%）が、物品呼称（85%）はＳⅠさんと同程度であったのに対して動作呼称の低下（30%）が際立った。

　ＥⅠさんの場合、統計学的に有意ではなかったが、動作呼称／理解のいずれも物品呼称／理解より低下した。ＹⅠさんと比べ意味機能が良好だが音韻機能が著しく障害されたＥⅠさん（CAL 音韻課題：ＹⅠ:52% vs. ＥⅠ:26%）は、動作理解成績はＹⅠさんよりも高かった（61% ＞ 43%）が物品呼称成績は低くなった（50% ＜ 67%）。

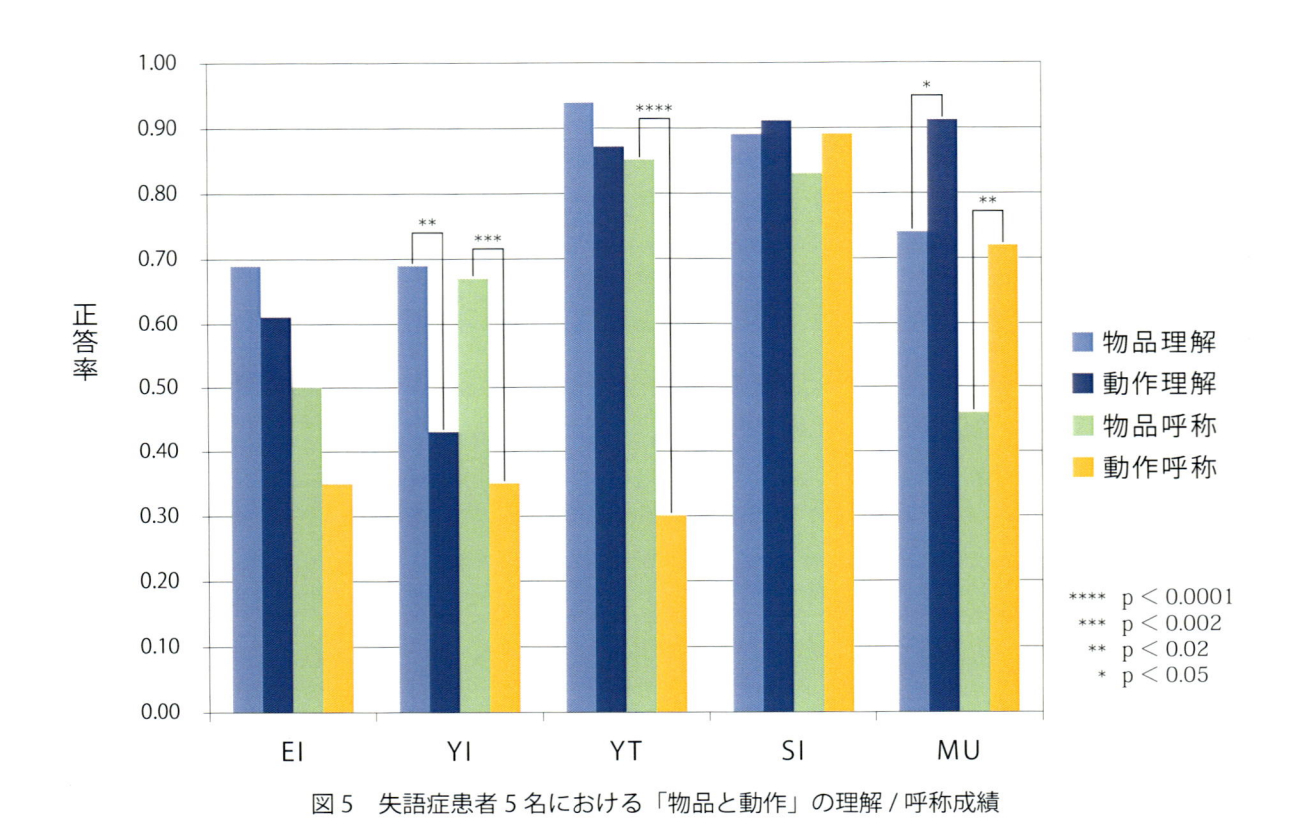

図5　失語症患者5名における「物品と動作」の理解／呼称成績

〈「物品と動作」の理解／呼称における誤反応〉

　「物品と動作の理解検査」の場合、「わからない」という言語表出や指さし反応が得られなかった場合、無答の分類になる。失語症患者5名の「理解検査」における誤反応は、ＹⅠさんの動作理解で無答が2/54（4%）生起した以外は、すべて意味性誤反応となった。

　図6は呼称検査における誤反応分析[9]の結果である。

　失名辞失語ＳＩさんの場合、物品／動作呼称とも意味性誤反応だけが生起した。これは、意味・音韻機能が比較的保たれていたＳＩさんにおいて、目標語の意味／音韻表象の不十分な活性化のために意味的類似語の表出を抑制できないことが背景にあると考えられる。

　非流暢性失語のＥＩさんとＹＩさんは、物品／動作呼称とも無答の生起が顕著で、意味性誤反応がこれに次いだ。ただし、無答の生起率は動作呼称の方が明らかに高く、物品よりも動作の方が意味／音韻表象が活性化されにくいとみることができる。ＹＩさんより音韻障害が重篤なＥＩさんの場合、音韻表象の不活性化の影響が大きいと推察される。

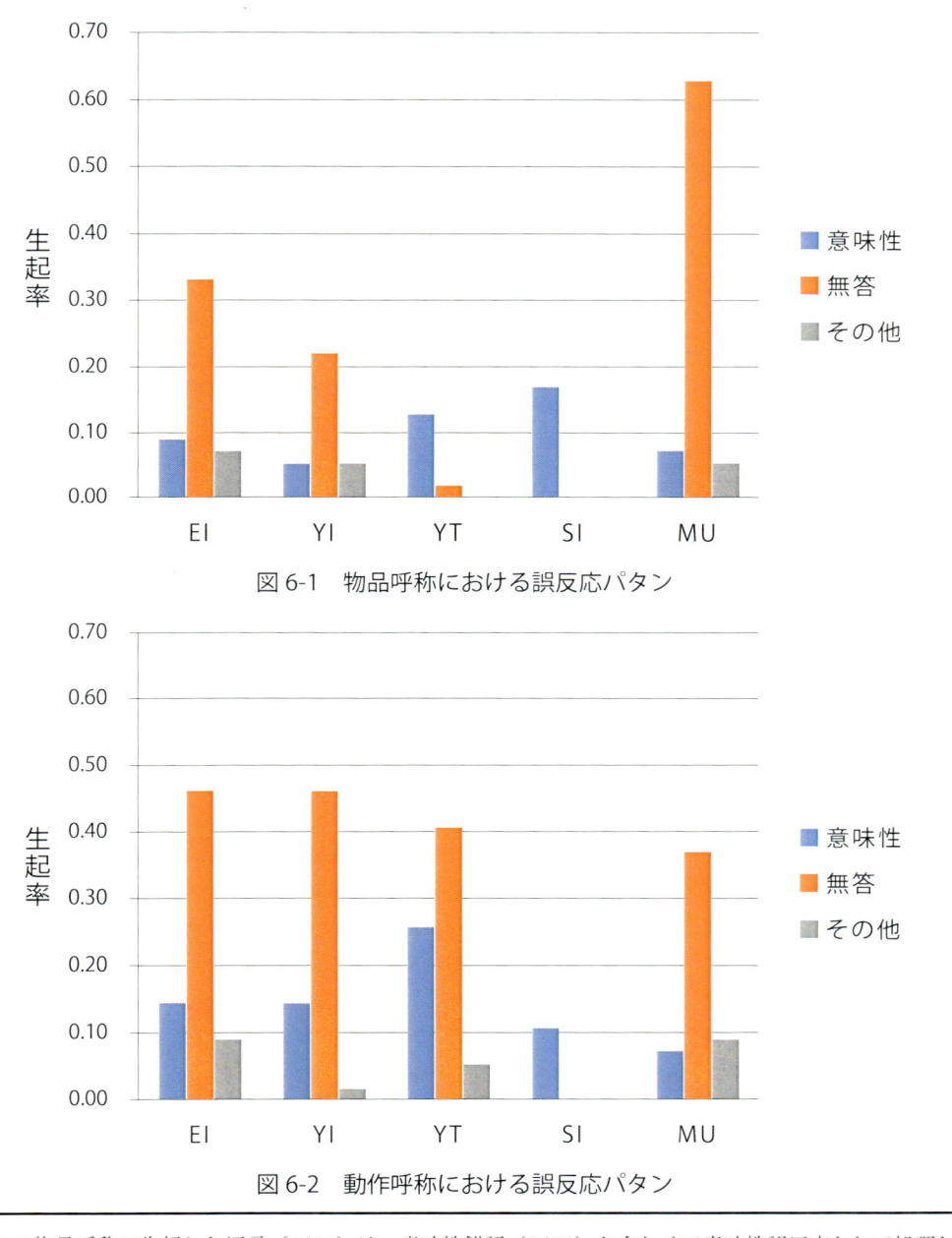

図 6-1　物品呼称における誤反応パタン

図 6-2　動作呼称における誤反応パタン

9　ＳＩさんの物品呼称で生起した迂言（4/54）は、意味性錯語（5/54）と合わせて意味性誤反応として処理した。他の対象者の意味性誤反応はすべて意味性錯語で、「その他」には、音韻性錯語、無関連語、保続などが含まれた。

　非流暢性失語ＹＴさんの場合、物品呼称の誤反応は意味性が殆どであったが、動作呼称では無答が意味性誤反応より多くなった。しかし、動作呼称における意味性誤反応の生起率は対象患者の中で最も高くなった。これは、動作の理解が物品の理解と同様に比較的保たれていたＹＴさんにおいて、音韻表象の活性化が脆弱な場合、意味的類似語を抑制できずに意味性誤反応が生起し易いためと思われる。また、動作呼称で無答の生起が顕著となったのは、名詞／動詞の産出過程における相違が動詞（動作）の音韻表象の活性化をより低いものにしたためと推察される。

　混合性失語ＭＵさんは、無答の生起が物品呼称で突出した。これは、動作の理解／呼称に比べて、物品の呼称／理解が有意に低下したＭＵさんの場合、動作よりも物品の意味表象が脆弱化していることが背景にあると考えられる。

〈動作呼称の内容〉

　「動作呼称検査」は、単語産出 single-word production を評価するもので、目標語の動詞が表出されれば正答とみなされる。しかし失語症のある方に動作絵を呈示して「何をしていますか？」と尋ねた場合、喚語困難 word finding difficulty に加え、助詞の脱落や文構造の単純化など文レベルの障害がみられることは珍しいことではない。また「動作呼称検査」の検査語は「を」格をとる動詞であるため、名詞句（〜を）を正しく表出したかどうかを評価することは、動詞表出障害の的確な評価と動作呼称セラピーを立案するために重要である。こうした観点から、動作呼称で正答（＝目標語の動詞が表出された）だったものについて、対象者の反応を名詞句と助詞に焦点をあて分析したのが、図7である[10]。

　すべての対象患者で、「〜を 〜する」という動詞句による反応が最も多くなった。失名辞失語ＳＩさんは、「を」格の名詞（名詞句の名詞）での誤りが６％生起しただけであった。同様の誤りは、ＥＩさん４％、ＹＩさん２％、ＹＴさん２％、ＭＵさん６％と全員でみられた。これは、物品呼称障害を反映したものと解釈できる。動詞のみの表出は、ＥＩさん６％、ＹＩさん８％、ＭＵさん６％となった。

　非流暢性失語のＥＩさん、ＹＩさん、ＹＴさんの場合、格助詞「を」の脱落や誤りが生起した。図7の「名詞句の誤り」は、「を」格の名詞と格助詞「を」の誤りが共起したものであり、格助詞「を」の脱落／誤りだけに着目すると、その生起率はＥＩさん２％、ＹＩさん２％、ＹＴさん６％となりＹＴさんが最も高くなった。つまり、非流暢性失語3例は "失文法[11]" を呈した。

10　「動作呼称検査」の刺激絵は「人」を動作主とするが、人の顔が描かれていないものが 19 課題ある。動作主の顔が描かれた 35 課題における健常者 100 名の主語生起率は、平均 34.8（範囲 19–64, SD 8.3）と高くはなかった（「物品と動作の呼称検査」手引き書、資料５表 E-2 参照）。このため、主語の表出の有無は評価対象としなかった。

11　藤田（2013）は、日本語話者にみられる失文法として①格助詞の誤り ②動詞の誤り ③非基本語順 ④項構造の誤り ⑤断片発話という5つの特徴を挙げている。

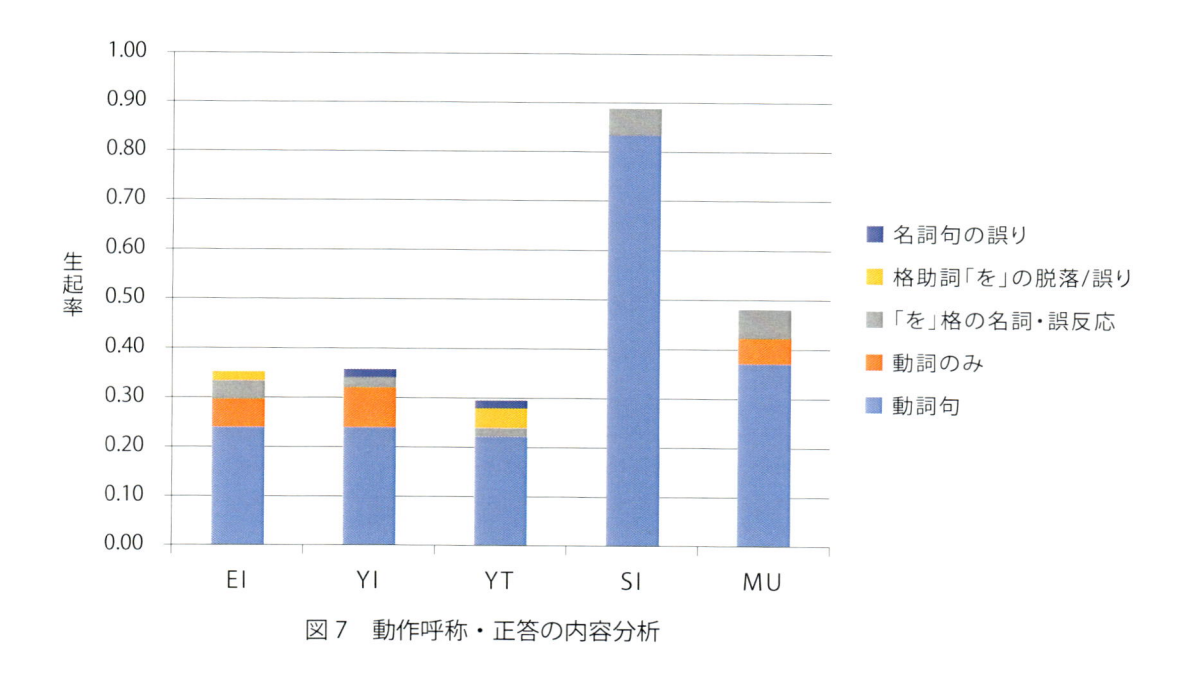

図7　動作呼称・正答の内容分析

〈動作呼称条件での名詞表出〉

　動作呼称検査における名詞句（～を）の名詞表出は、動作絵呈示条件での物品呼称と捉えることが可能である。したがって、物品（名詞）の喚語が、刺激絵の相違（動作絵 vs. 物品絵）によって変動するかどうかをみることは、呼称過程を考え呼称セラピーをデザインするために重要な評価といえる。動作呼称検査の「を」格の名詞と物品呼称検査の検査名詞の単語属性（資料3参照）を比較すると、親密度と頻度は同等であったが、心像性は検査名詞より「を」格の名詞の方が高くなった（5.85 ＜ 6.24）。したがって、「～を～する」という動詞句表出を暗黙に要求する動作呼称条件での名詞表出（a）が、物品呼称条件での名詞表出（b）よりも低下した場合、統語の問題が関与していると考えられる。なぜなら、「心像性」は健常者と脳損傷患者の物品呼称に影響を及ぼし、高心像語 high imageability words で、健常者の誤答の生起が低くなり（佐藤 , 2013）、脳損傷患者の呼称正答率が高くなる（佐藤ら , 2013b）からである。

　では、物品呼称成績は上記（a）と（b）の条件で相違するかどうかみてみよう。失名辞失語のＳＩさんは（a）89%（b）83% で明らかな相違はなかった。非流暢性失語例の場合、ＹＴさん（a）54% ＜（b）85%、ＹＩさん（a）39% ＜（b）67%、ＥＩさん（a）41% ＜（b）50% となり、動作呼称条件で正答率が低くなった。この相違はＹＴさんとＹＩさんで顕著であり、両者において統語の問題が喚語に及ぼす影響が強いことが示唆された。非流暢性失語例とは逆に、混合性失語ＭＵさんは（a）44% ＞（b）24% と、動作呼称条件での名詞表出成績が高くなった。これは、物品の理解 / 呼称が動作の理解 / 呼称よりも低下したＭＵさんの場合、物品の意味表象が非常に脆弱なため、単独の物品絵よりも動作絵という意味連関のある文脈における方が、物品の意味表象が活性化しやすいためと考えられる。

　図8は、動作呼称検査における「を」格の名詞呼称成績で、各事例における動作呼称の正否内訳を示したものである。図の「動作呼称・誤答」は、名詞句の名詞が表出されても目標語の動詞表出に至らなかった反応で、ＹＴさんの場合5割以上、ＥＩさんとＹＩさんの場合は約4割を占めた。これは、非流暢性失語の方の場合、動詞の喚語がいかに困難であるかを示しているといえる。

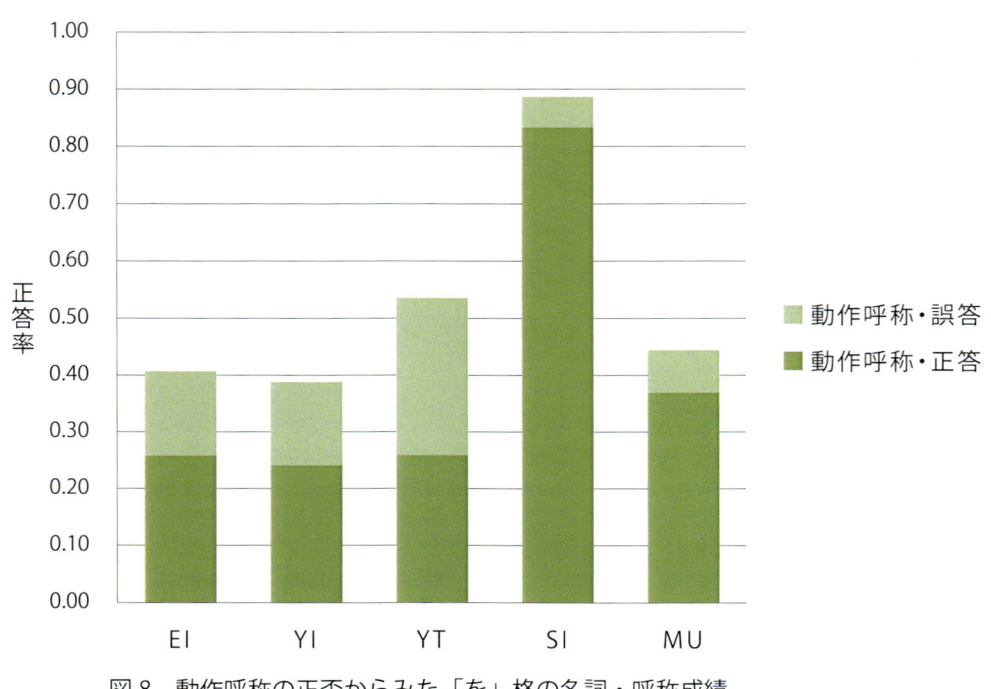

図8　動作呼称の正否からみた「を」格の名詞・呼称成績

〈「物品と動作」の理解 / 呼称検査を適用した失語症患者の結果分析・要約〉

　表5は、「物品と動作」の理解 / 呼称検査を失語症のある方5名に適用した結果について、本節で分析したことをまとめたものである。これらは、両検査を用いた「名詞と動詞」の理解 / 表出の評価の視点を示すものである。

　「名詞と動詞」の理解 / 表出における解離のパタンについて、Miceli ら（1988）は、25名の言語機能障害を呈した患者の内、7名で呼称における名詞と動詞の解離が認められ、1）名詞に比べ動詞の理解と表出が低下した症例が2名、2）動詞に比べ名詞の理解と表出が低下した症例が1名、3）理解で名詞 / 動詞の相違はなかったが、呼称で動詞がより低下した症例が2名、4）理解で名詞 / 動詞の相違はなかったが、名詞がより低下した症例が2名いたと報告している。つまり、物品 / 動作呼称 object/action naming と物品 / 動作理解 object/action comprehension のパタンは4つあったことになる。表 5-1 に示すようにＹＩさんは 1）、ＭＵさんは 2）、ＹＴさんは 3）のパタンに該当する。

　ＥＩさんの場合、統計的有意差はなかったが正答率でみると 1）のパタンに分類できる。

　なお、「名詞と動詞」の理解 / 表出における誤反応については、失語症患者 48 名を対象とした Alyahya ら（2018）の研究で、名詞 / 動詞の理解では意味性誤反応が大多数を占め（名詞 88.2%,

動詞 86.2%)、名詞 / 動詞の表出では無答が最も多く生起した（名詞 58.7%, 動詞 53.8%）と報告されている。Alyahya らの理解検査の妨害刺激は、意味的関連語、意味的関連のない語を用いており、本検査と妨害刺激条件は異なる。また Alyahya らの誤反応分析は対象とした失語症患者の全体平均ではあるが、本検査を適用した失語症 5 名の結果は、Alyahya らの結果と相反するものではないことは指摘できよう。

表5-1　失語症患者 5 名の「物品と動作の理解 / 呼称検査」結果のまとめ

症例	理解検査	呼称検査
E I	物品＞動作	物品＞動作
Y I	物品＞動作 **	物品＞動作 ***
Y T	物品≒動作	物品＞動作 ****
S I	物品≒動作	物品≒動作
M U	物品＜動作 *	物品＜動作 **

**** p < 0.0001
*** p < 0.002
** p < 0.02
* p < 0.05

表5-2　失語症患者 5 名の「物品と動作の呼称検査」分析結果のまとめ

症例	呼称の誤反応		動作呼称	物品呼称
	物品呼称	動作呼称	格助詞「を」の脱落/誤り	a)物品絵 vs.b)動作絵
E I	無答＞意味性	無答＞意味性	＋	a＞b
Y I	無答＞意味性	無答＞意味性	＋	a＞b
Y T	無答＞意味性	無答＞意味性	＋	a＞b
S I	意味性	意味性	－	a≒b
M U	無答＞意味性	無答＞意味性	－	a＜b

a) 物品絵呈示での名詞表出（物品呼称）
b) 動作絵呈示での「を」格の名詞表出

6.2 「名詞/動詞の二重解離」に関する先行研究を踏まえた検査適用結果の解釈

〈意味表象と「物品と動作」の理解 / 呼称における二重解離〉

　失語症患者における「名詞と動詞の解離」として 1980 年代から報告されてきた研究（たとえば、Miceli et al., 1984, 1988; Zingester & Berndt, 1988）は、その殆どが "物品 object" と "動作 action" が描かれた絵を用いた「呼称」課題で検討されたのであり、正確には名詞と動詞という文法カテゴリーを比較したものではない。名詞は、抽象名詞、動作性名詞なども含まれ、動詞は「動作」以外に「作用」「状態」などを表す単語も含まれる。もし、「物品と動作」の呼称だけでなく理解でも二重解離現象が認められれば、それは「名詞と動詞が脳内で独立して表象されている」ことを示唆するのではなく、物品に関する知識 object knowledge と動作に関する知識 action knowledge の意味表象が異なることを示唆する。なぜなら、単語理解では意味処理が要求され、呼称では意味の

活性化が最初に必要とされるからである。"物品" よりも "動作" の理解 / 呼称が低下したＹＩさんと、"動作" よりも "物品" の理解 / 呼称が低下したＭＵさんの結果は、ＹＩさんでは物品よりも動作に関する知識が障害され、ＭＵさんでは動作よりも物品に関する知識が障害されたために生じたと解釈することが可能である。つまり、「物品と動作」の理解 / 呼称検査でＹＩさんとＭＵさんが示した二重解離は、こうした意味処理での問題が背景にあることを示唆しているのである。

　意味表象については、カテゴリー特異性障害 category-specific impairment[12] と呼ばれる生物 living things/ 自然物 natural objects と非生物 non-living things/ 人工物 artifacts の二重解離の研究（Warrington & McCarthy, 1983; Warrington & Shallice, 1984; レヴューとして Capitani et al., 2003 参照）から、生物 / 自然物に関する知識は形、色などの感覚 / 知覚情報に基づき、非生物 / 人工物に関する知識は機能 - 連合的意味情報に基づくとする「感覚 - 機能理論 sensory-functional theory（SFT）」が、Warrington & Shallice（1984）によって提案された。この理論は、強い影響力をもち計算論的モデルによる検討もなされている（Farah & McClelland, 1991; Devlin, et al., 1998）。SFT を理論的背景にして Bird ら（2000）は、物品 / 動作の呼称における二重解離は、生物と非生物の二重解離と関係すると考えた。なぜなら、物品（具象名詞）の意味表象は感覚情報の重みづけが動作（動詞）の意味表象に比べてより大きいと考えられ、一方「生物 / 自然物」は感覚情報、「非生物 / 人工物」は機能情報によって主に区別されると考えられるからである。事実、操作可能な物品 manipurable objects（例：はさみ）とその操作の行為は共通の脳部位を活性化するという脳画像研究（Chao & Martin, 2000）がある。そして、道具の認識、呼称、道具の操作（道具を用いた動作）という３つの認知課題のすべてに活性化がみられた部位は、左縁上回前方部であると、56 論文を用いたメタ分析 meta analysis から指摘されている（Ishibashi et al., 2016）。これらの研究は、道具という操作可能な人工物と動作の意味表象が共通した神経基盤をもつことを示唆するのである。

　Bird ら（2000）は自らの仮説を検証し、物品呼称が動作呼称より障害された失語症患者３名が、非生物より生物に強い呼称障害を付随したと報告した。では、物品呼称が動作呼称よりも低下したＭＵさんで、生物の呼称が非生物よりも低下するカテゴリー特異性呼称障害がみられるのだろうか。親密度、頻度、心像性を統制した生物と非生物に属する単語各 52 語[13] の物品呼称におけるＭＵさんの呼称成績は、生物 7/52（13%）＜ 非生物 18/52（35%）で、この相違は統計学的に有意（χ^2=6.37, p=0.02）であっ

---

12 Warrington & McCarthy（1983）が道具、乗り物などの非生物のもの inanimate objects に比べて動物、食物、花の知識が保たれている１症例を、Warrington & Shallice（1984）が反対の障害パタンを示す４症例を報告して以来、物の概念表象についての認知神経心理学的研究がなされてきた。Warrington らの先駆的研究では、食物も実験課題の対象にしており、生物 vs. 非生物というより自然物 natural objects vs. 人工物 artifacts という意味カテゴリーにおける解離と捉えるのが妥当といえよう。ただし、生物 living things と 非生物 non-living things（たとえば Lambon Ralph et al., 1998）という用語が使われることが多く、前者は動物や植物、後者は道具や人が作った物 man-made objects が刺激として使われてきた。なおカテゴリー特異性障害は、生物がより障害された症例が多く、非生物に障害を示す症例の４倍ほどになる（Martin & Caramazza, 2003）。

13 この刺激語は、親密度と頻度を統制した生物（自然物）と非生物（人工物）各 60 語（佐藤, 2013）を基に、さらに心像性を統制した単語である（生物 vs. 非生物, t-test 両側検定：親密度 p=0.32, 頻度 p=0.30, 心像性 p=0.32）。これらは、「果物」「野菜」「花」「植物」「四足の動物」「鳥」「虫」の７つの生物カテゴリーに属する 52 語と、「衣類」「楽器」「大工道具」「事務用品」「台所用品」「地上の乗り物」「電化製品」の７つの非生物カテゴリーに属する 52 語で構成されている。

た。つまりＭＵさんの結果は、Bird ら（2000）の仮説と一致するものであった。

　Bird らの仮説に基づけば、動作呼称が物品呼称より障害される場合、生物より非生物に強い呼称障害が共起すると予測される。なぜなら動作と非生物の意味表象は、感覚情報より機能情報の重みづけが大きいと考えられるからである。Bird ら（2001）は、Sacchet & Humphreys（1992）の症例 CW がこのパタンを示したと指摘している。動作呼称が物品呼称より障害されていたＹＩさんで、このパタンがみられるのであろうか。統計的に有意ではなかったが、ＹＩさんの呼称成績は生物 32/52（62%）＞非生物 26/52 （50%）で、ＭＵさんとは逆に非生物の方が低くなった。

　さらに Bird ら（2000）は、動作呼称成績が物品呼称より低下するのは、頻度と語長を統制しても動詞の「心像性」が名詞よりも低いため、心像性効果が反映されるからであると考えた。そして、頻度と語長だけでなく心像性を統制した単語による「定義による呼称 naming to definition」を用いて名詞と動詞を比較した。目標語の語頭音と語頭文字を呈示して「定義による呼称」を実施したところ、動作呼称がより障害された失語症患者 3 名すべてにおいて、名詞 / 動詞表出の成績に相違はみられなかった。つまり動作呼称が物品呼称よりも障害されたのは、「心像性」という意味表象に関わる単語属性の効果であり、「名詞」「動詞」という文法カテゴリーの効果ではないと結論した。

　Mätzig ら（2009）は、動作呼称が物品呼称より障害された失語症患者 9 名を対象に個々の呼称成績について、心像性、獲得年齢、語長と文法カテゴリー（名詞 / 動詞）を説明変数としてロジスティック回帰分析を行い、「心像性」が呼称成績に影響していたのは 3 名、「獲得年齢」が寄与していたのは 1 名で、名詞 / 動詞という文法カテゴリーは呼称成績に影響を与えなかったと報告している。Alyahya ら（2018）の研究では、失語症患者 48 名を対象に、単語の心像性、頻度、獲得年齢、親密度、語長と刺激絵の視覚的複雑性を統制した名詞と動詞各 32 語を用いて名詞と動詞の理解 / 表出を検討した結果、理解と表出における名詞と動詞の相違はなかった[14]。しかし、5 つの単語属性を統制しなかった名詞と動詞各 18 語を用いた場合、物品呼称より動作呼称が障害される現象が生起した。さらに単語の心像性、頻度、獲得年齢、親密度、語長と刺激絵の視覚的複雑性を説明変数とした多変量解析の結果、呼称成績の予測に最も寄与したのは「心像性」、理解成績の予測に寄与したのは「心像性」と「獲得年齢」であった。つまり、この研究は「心像性」が失語症患者の単語の呼称 / 理解成績に強い影響を及ぼすこと、「心像性」をはじめ他の単語属性が統制されれば、名詞 / 動詞の相違つまり文法カテゴリーの効果は消失する可能性が高いことを示した。いずれにせよ、これらの研究結果は、物品 / 動作呼称成績における解離が「名詞」「動詞」という文法カテゴリーの問題ではないことを実証している。

---

14 個々の患者で名詞と動詞の相違を検討すると、動詞が名詞よりも良好な成績を示した者が理解検査では 1 名、呼称検査では 2 名いたと報告されている。

24

〈統語情報と物品 / 動作呼称〉

　名詞 / 動詞表出における二重解離についての Bird ら（2000）の仮説は、学術誌 *Brain and Language* で論争を引き起こした。Shapiro & Caramazza（2001a,b）は、単語の文法的属性に付随する処理過程の損傷から名詞 / 動詞表出の解離が生じる（Shapiro et al., 2000）という立場から Bird ら（2000）の仮説を批判した。Bird ら（2001）は、Shapiro & Caramazza（2001a）が批判の根拠にしている Shapiro ら（2000）の症例 JR は、単語の呼称 single-word naming における問題とは別に、統語障害 syntactic impairment をもっており、この症例にみられた名詞 / 動詞表出の相違は文法カテゴリーに特異な障害 grammatical category-specific deficit を示しているわけではないと反論した。

　この議論は、名詞 / 動詞という文法カテゴリーの情報が、どのように表現されていると仮定するのかという問題と関わるものである。動詞表出が名詞よりも低下した MR と名詞表出が動詞よりも低下した EA について詳細に検討した Laiacona & Caramazza（2004）は、MR は形態 - 音韻処理過程で問題を示したが、EA はそのような問題を示さなかったことから、MR の場合 "真の" 文法カテゴリーに特異な障害といえるが、EA の障害は意味表象に起因することを否定できないと述べている。そして「単語の文法的属性がどのように、どこに表象されているかは未解決の問題として残されている」（Laiacona & Caramazza, 2004, p.120）と指摘した。

　言語モデルにおける語彙 – 統語情報 lexical-syntactic information の表象のされ方に関しては、Levelt と Caramazza の研究グループの間で、単語の音韻形態とは独立して統語情報が表象されているかどうかについて論争（Roelofs et al., 1998; Levelt et al., 1999; Miozzo & Caramazza, 1997; Caramazza & Miozzo, 1998）があった。Biran & Friedmann（2012）はこの論争を踏まえて、失文法を呈した失語症患者にみられた統語 / 文法情報の解離を説明するために、Caramazza らのモデルと異なり語彙 – 統語情報が貯蔵されている統語レキシコン syntactic lexicon を想定し、Levelt らのモデルとは異なり意味表象からの情報が syntactic lexicon と音韻表象に並行して伝達される言語モデル（図 9: Biran & Friedmann, 2012. p.1118, Fig.4）を提案した。これは単語産出を説明するためのモデルで、「箱と矢印のモデル box and arrow model」と呼ばれる定性的情報処理モデルに属する。このモデルを使えば、物品 / 動作の理解が保たれていたが動作呼称成績が物品呼称に比べて有意に悪く、失文法を示したＹＴさんは、syntactic lexicon が損傷されていたために、語彙 - 統語情報が必要とされる動作呼称で低下を示したと解釈することができる。物品の呼称 / 理解に比べ動作の呼称 / 理解の成績が悪く失文法を呈したＹＩさんの場合、意味表象の損傷に加え syntactic lexicon の損傷が名詞と動詞の解離をもたらしたと考えられる。

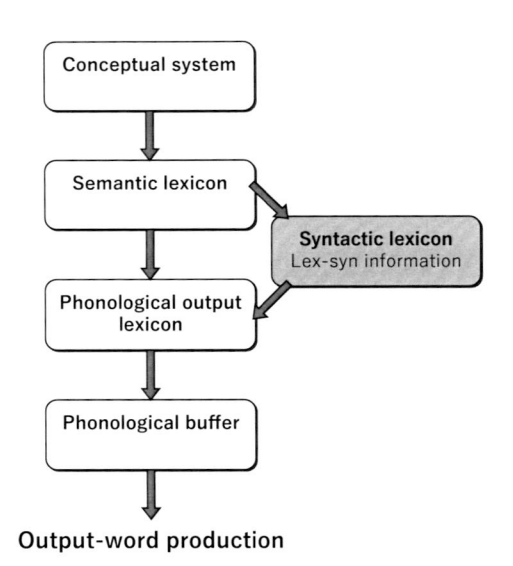

図 9　Biran & Friedmann (2012) のモデル

　一方 Gordon & Dell（2003）は、意味情報と統語情報が単語産出 / 文産生のために並行して処理されるコネクショニスト・モデルを構築し、損傷実験を行っている。図 10 に示した彼らのモデルは、意味と統語的制約の統計的重みづけに基づく計算モデル[15] で、分業モデル the division of labour model（Dell et al., 2008. p.590, Fig.2）と呼ばれる。このモデルでは、名詞と動詞という文法カテゴリーにかかわらず意味と統語の情報は分散表象され並列処理される。 Gordon & Dell（2003）は、このモデルが文産生だけでなく単語を単独で産出できるかどうかの呼称シミュレーション実験も行い、統語に損傷を与えた場合、名詞と動詞のいずれも文産生より単語呼称でより正確に産出されることを示した（Gordon & Dell, 2003. p.17. Fig.2 (A), p.29. Fig.3 (A)）。また文産生のシミュレーションでは、統語に損傷を与えると名詞より動詞の成績が悪くなった（Gordon & Dell, 2003. p.17. Fig.2 (A)）。こうしたシミュレーション結果は、「物品と動作の呼称検査」と「物品と動作の理解検査」を適用した失語症患者の結果と符合する。前節で分析した通り、格助詞「を」の脱落 / 誤りという "失文法" を呈した非流暢性失語のＥＩさん、ＹＩさん、ＹＴさんは、物品呼称より動作呼称成績が悪くなり、名詞表出は、物品呼称より動作呼称条件（「〜を〜する」という文産生）で成績が低下した。Gordon & Dell（2003）の検討を踏まえると、物品（名詞）/ 動作（動詞）の理解が保たれていたＹＴさんが示した動詞の産出障害は、統語の問題に起因すると解釈できる。動詞理解が名詞理解よりも悪くなったＹＩさんＥＩさんの場合、動作呼称成績が物品呼称より低下したのは、統語の問題だけでなく意味表象の損傷も関与していると考えられる。

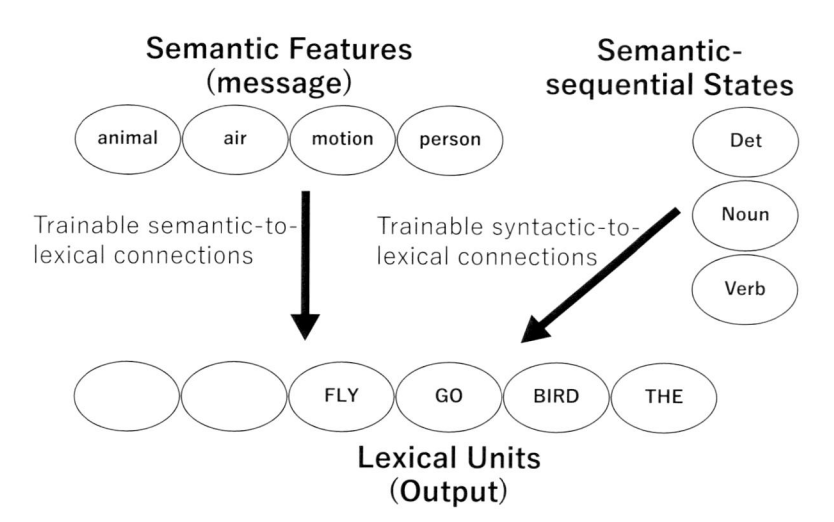

図 10　Gordon & Dell (2003) のモデル

15「箱と矢印のモデルが記述的で研究者の洞察によって作られたものであるのに対して、計算モデルは、表象と処理メカニズムを明確に規定しなければ成立しないものである」（Patterson & Plaut, 2009, p.51）。

6.3 「名詞/動詞の二重解離」の理論的背景および臨床への示唆

　「名詞／動詞の二重解離」に関する症例研究は、「二重解離」を認知システムの機能的組織／構成を検討するための重要な現象と考える（Shallice, 1988）伝統的認知神経心理学 traditional cognitive neuropsychology の枠組みの中で行われてきた。このため、「名詞／動詞の二重解離」を名詞と動詞が異なる神経基盤によって処理されている証拠と捉え、損傷部位と名詞／動詞の表出障害の検討から、名詞は左側頭葉、動詞は左前頭葉で表象され処理されているという主張がなされた（Damasio & Tranel, 1993; Daniele et al., 1994）。しかし、このパタンに合致しない症例（たとえば、Silveri & Di Betta, 1997; De Renzi & Pellegrino, 1995）も報告されている。

　こうした損傷研究は、様々な脳活動計測法（機能的磁気共鳴画像 functional Magnetic Resonance Imaging : fMRI; 陽電子断層画像 Positron Emission Tomography: PET; 反復／経頭蓋磁気刺激 repetitive /Transcranial Magnetic Stimulation : rTMS/TMS など）を用いた「名詞／動詞の脳内処理」に関する様々な研究（レヴューとして Vigliocco, et al., 2011 参照）を誘発した。健常者を対象とした脳画像研究から得られる「名詞／動詞の二重解離」現象を理解する上での重要な示唆は、次の3点である。

　第一に、名詞と動詞は脳内の神経システムで同じように分散表象されている。
　第二に、文法処理がなされる場合、名詞と動詞で異なる脳内活動が生起する。
　第三に、名詞／動詞にかかわらず、意味の相違は異なる神経ネットワークが関与する。

　第一と第二の根拠として、Tyler ら（2004）と Longe ら（2007）の fMRI 研究結果を紹介する。名詞と動詞が語幹として呈示された場合、同じ脳領域（左下前頭葉と左側頭葉）を活性化するが、接辞が語幹に付加されると（例：desk 机 → desks、sing 歌う → singing）、語形変化した動詞は語形変化した名詞と比較して左下前頭葉がより活性化するという結果（Tyler, et al., 2004）が得られた。さらに、単語属性（親密度、心像性、語長）を統制した名詞と動詞に同じ接辞を付加した刺激語（例：desk → desks　複数形、sing → sings　三人称単数形）を用いた研究（Longe, et al., 2007）でも同様の結果となり、接辞が付加された場合、左中側頭葉の後部が名詞よりも動詞で強く活性化することが示された。

　第一と第三の根拠としては、Vigliocco ら（2006）と Saccuman ら（2006）の研究が挙げられる。感覚／運動の意味の重みが異なる名詞／動詞（sensory noun/verb, motion noun/verb）を用いて健常者に"ただ聴くこと"を要求した PET 研究（Vigliocco, et al., 2006）は、名詞／動詞にかかわらず感覚を示す単語は左下側頭葉と左下前頭葉前方部（BA47）、動きを示す単語は左中心前回（BA4）を活性化させたと報告した。一方、操作可能性 manipulability が異なる物品と動作の単語 object words / action words を目標語とする呼称を用いた fMRI 研究（Saccuman et al., 2006）では、名詞／動詞にかかわらず操作可能な項目の呼称によって、手の動きを表象していると考えられる前

頭 - 頭頂システムが活性化された。これらの結果は、モダリティに関係する感覚運動特徴の知識が、それに実際に遭遇した時の情報処理と同じ脳部位か非常に近い部位に表象され、異なる概念の単語は、そうした感覚運動領域の脳部位を活性化させるという研究結果（Hauk et al., 2008）と一致するものといえよう。

第一については、失語症患者を対象としたボクセル[16]に基づく相関分析法 voxel-based correlational methodology（VBCM: Tyler et al., 2005）を用いた研究（Alyahya et al., 2018）が、"名詞と動詞は異なる脳部位に表象されていない" と結論したこととも一致する。

第二については、脳損傷患者の研究（Tyler et al., 2008; Wilson & Saygin, 2004; Caplan et al., 1996）において、動詞の統語処理過程に左中側頭回後部が関与することが指摘されていることは、健常者を対象とした Longe ら（2007）の結果と符合する。

第三の意味表象のネットワークについては、モダリティに特化した表象領域とモダリティを超えた表象領域（ハブ hub）との相互作用から意味が生成されるという仮説（Patterson et al., 2007）が最も有力な説といえる。なぜなら、側頭葉下部を hub とする意味の機能 - 解剖学的ネットワークを実証した研究（Guo et al., 2013）があり、コネクショニスト・モデルによってもシミュレーションがなされている（Rogers et al., 2004）からである。意味処理というヒトの認知機能の要は、複数の脳領域による機能的連結 functional connectivity による並列 - 双方向型処理 parallel and interactive processing に支えられていると考えるのは妥当と思われる。

このような研究の知見と前節（6.2）で検討したことを踏まえて、「名詞／動詞の二重解離」の症例研究をみると、それは文法カテゴリーの「名詞と動詞」の二重解離現象ではなく、正確に表現するならば「物品／動作呼称における成績差の二重解離」を示した症例の報告であったといえよう。なぜなら、古典的認知神経心理学に基づく検討の殆どは、物品呼称 object naming と動作呼称 action naming を用いてなされたからである。また、呼称障害は様々な理由から生じるため、この二重解離現象は異なる理由から引き起こされた症例の集合と考えるのが適切であろう。実際、「物品と動作」の理解／呼称検査を適用して検討した 5 名の失語症患者の内、解離が認められた方たちの原因は単一ではなかった。

ＭＵさんとＹＩさんが示した「物品と動作」の理解／呼称における二重解離は、物品に関する知識 object knowledge と動作に関する知識 action knowledge の意味ネットワークが異なることを示唆した。これは、上述した第三の知見を支持するものといえる。

物品／動作の単語理解が保たれていたＹＴさんが示した動作呼称障害（動詞の産出障害）は、意味表象の問題ではなく統語処理の問題に起因すると考えられた。動作絵を用いた動作呼称は、暗黙のうちに動詞句や文の表出を要求している課題と指摘でき、失文法を呈した非流暢性失語のＹＴさ

---

16 ボクセル voxel とは、「volume（体積）と pixel から作られた造語。デジタル画像（二次元）はピクセルの集合として作られているが、生体から記録された MRI 信号は，厚さ（スライス厚）を考慮した三次元空間からの信号であり、一般にこれをボクセルと呼ぶ」（宮内 , 2013, p.417）。

ん、ＥＩさん、ＹＩさんにおいて物品呼称に比べ動作呼称が低下したのは、上述した第二の知見が関わると思われる。また、ＹＴさん、ＥＩさん、ＹＩさんの動作呼称条件での「を」格の名詞表出の成績が、物品呼称条件での名詞表出より低下したことも、この知見から理解できよう。

"動詞の産出障害"の理論的説明には、文産生を射程にいれた Gordon & Dell（2003）のコネクショニスト・モデルが有効だと思われる。前節（6.2）で指摘したように、このモデルは統語に損傷を与えた場合、失文法を呈した非流暢性失語のＹＴさん、ＥＩさん、ＹＩさんの物品／動作呼称の成績パタンと似た振る舞いをしたのである。これは、物品／動作呼称の結果解釈に、このモデルを利用することの妥当性を示唆する。

では、物品呼称より動作呼称の成績が悪くなるパタンを示す症例報告が圧倒的に多い（本手引書表１、２参照）のは、どのように解釈できるのだろうか？　動詞は「こと（行為、出来事）」を示し、出来事は複数のものが関与し、出来事を表現する（動作絵の説明）には、それらが統合される必要がある。つまり動作呼称（動詞の産出）は、「もの（物）」の名前を想起する物品呼称（名詞の産出）より要求される処理の負荷が高いといえる。事実、動作呼称は物品呼称より正答率が低く反応時間が長くなることが、健常高齢者を統制群にした研究（Drucks, et al., 2006）や定型発達児の研究（Mastersen, et al., 2008）で報告され、言語発達遅滞児は特に動詞の産出障害を示す（Conti-Ramsden, & Jones, 1997）と指摘されている。したがって動詞の産出障害を示す失語症患者が多い原因の一つは、物品／動作呼称の課題が要求する処理 task demands の相違を背景にした、非脳損傷者でもみられる動詞産出の特徴が脳損傷患者においてより際立つためと考えられる。

最後に、失語症臨床で「物品と動作」の理解／呼称を評価することの重要性を述べたい。前述した「名詞／動詞の二重解離」をめぐる理論的議論は、この現象が複数の問題で引き起こされることを明らかにしており、失語症患者において物品／動作呼称の成績差がみられた場合、個々の患者で原因が異なることを示唆する。したがって失語症臨床に携わる言語臨床家は、以下の３点を銘記すべきであろう。

第一に、意図を表現するには「もの」と「こと」を表す単語を組み合わせて文／動詞句を産生する必要があり、「物品と動作」の理解／呼称は失語症評価に不可欠である。名詞産出よりも動詞産出の成績が日常生活におけるコミュニケーション能力と相関が高かったとの報告（Rofes et al., 2015）もある。日常生活での言語能力をより正確に予測するためにも、「物品と動作」の理解／呼称評価を並行して実施することが大切である。

第二に、「物品と動作」の理解／呼称を同一の単語で評価することは、個々の失語症患者における障害のメカニズムについて言語モデルを用いて考えることを可能にする。そして、この分析に基づき言語セラピーの方略を検討することができる。たとえばＹＴさん、ＹＩさん、ＥＩさんのように、"失文法"を呈した失語症患者において動作呼称が物品呼称よりも有意に低下した場合、統語処理の問題を踏まえた動詞セラピーを実施することが肝要となろう。

第三に、「物品と動作」の理解／呼称検査の結果に基づき呼称障害の特徴を把握することで、呼

称セラピーが名詞に偏ることを防ぐことができる。失語症の呼称セラピー研究の殆どが、名詞を対象としたものである（Conroy et al., 2006）のは、臨床現場の実態を反映したものといえる。名詞に比べ動詞により障害を示す失語症患者が多い（Mätzig et al., 2009, 本手引書表 1 参照）ことを踏まえれば、動作呼称へのアプローチは非常に重要である。名詞 / 動詞セラピーを並行して行なった研究[17] もあり、物品 / 動作呼称の系統的セラピー研究が今後発展することが望まれる。

〈付記〉 健常者調査および本検査の失語症患者への実施と結果公表については、被験者/被験者家族の同意を得ており、著者が勤務する浴風会病院倫理審査委員会の承認を受けた。

---

17 Conroy & Scowcroft（2012）は、失語症患者 4 名に音韻キューと文字キューを同時に用いる方法で名詞と動詞の呼称セラピーを実施し、すべての患者でセラピー効果を認めたと報告している。これは、名詞と動詞の音韻表象を活性化させるために、音韻、文字、意味の結合を最大限利用する呼称セラピーが重要であることを示唆している。

文献

Alyahya, R.S.W., Halai, A.D., Conroy, P., & Lambon Ralph, M.A. (2018). Noun and verb processing in aphasia: Behavioural profiles and neural correlates. *NeuroImage: Clinical 18*, 215–230.

天野成昭, 近藤公久 (1999)NTTデータベースシリーズ『日本語の語彙特性』第1巻　単語親密度. 東京:三省堂.

天野成昭, 近藤公久 (2000)NTTデータベースシリーズ『日本語の語彙特性』第7巻　頻度. 東京:三省堂.

Biran, M., & Friedmann, N. (2012). The representation of lexical-syntactic information: Evidence from syntactic and lexical retrieval impairments in aphasia. *Cortex, 48*, 1103–1127.

Bird, H. & Webster, J. (2000). *VAN-Verb and Noun Test*. Cornwall, UK: Stass Publications.

Bird, H., Howard, D., & Franklin, S. (2000). Why is a verb like an inanimate object? Grammatical category and semantic category deficits. *Brain and Language, 72*, 246–309.

Bird, H., Howard, D., & Franklin, S. (2001). Noun-verb differences? A question of semantics: A response to Shapiro and Caramazza. *Brain and Language, 76*, 213–222.

Bird, H., Howard, D., & Franklin, S. (2003). Verb and nouns: The importance of being imageable. Journal of *Neurolinguistics, 16*, 113–149.

Bose, A., & Schafer, G. (2017). Name agreement in aphasia. *Aphasiology, 31*: 1143–1165.

Capitani, E., Laiacona, M., Mahon, M., & Caramazza, A. (2003). What are the facts of semantic category-specific deficits? A critical review of the clinical evidence. *Cognitive Neuropsychology, 20*, 213-261.

Caplan, D., Hildebrant, N. & Makris, N. (1996). Location of lesions in stroke patients with deficits in syntactic processing in sentence comprehension. *Brain, 119*, 933–949.

Chao, L.L., & Martin, A. (2000). Representation of manipulable man-made objects in the dorsal stream. *NeuroImage 12*, 478–484.

Caramazza, A., & Hillis, A.E. (1991). Lexical organization of nouns and verbs in the brain. *Nature, 349*, 788–790.

Caramazza, A., & Miozzo, M. (1998). More is not always better: A response to Roelofs, Meyer, and Levelt. *Cognition, 69*, 231–241.

Conroy, P., & Scowcroft, J. (2012). Decreasing cues for a dynamic list of noun and verb naming targets: A case-series aphasia therapy study. *Neuropsychological Rehabilitation, 22*, 295–318.

Conroy, P., Sage, K., & Lambon Ralph, M.A. (2006). Towards theory-driven therapies for aphasic verb impairments: A review of current theory and practice. *Aphasiology, 20*, 1159–1185.

Conti-Ramsden, G., & Jones, M.(1997). Verb use in specific language impairment. *Journal of Speech, Language, and Hearing Research, 40*, 1298–1313.

Damasio, A.R., & Tranel, D. (1993). Nouns and verbs are retrieved with differently distributed neural systems. *Proceedings of the National Academy of Science, 90*, 4957–4960.

Daniele, A., Giustolisi, L., Silveri, M.C., Colosimo, C., & Gainotti, G. (1994). Evidence for a possible neuroanatomical basis for lexical processing of nouns and verbs. *Neuropsychologia, 32*, 1325–1341.

Dell, G,S., Oppenheim, G.M., & Kittredge, A.K. (2008). Saying the right word at the right time: Syntagmatic and paradigmatic interference in sentence production. *Language & Cognitive Processes, 23*, 583–608.

De Renzi, E. & Di Pellegrino, G. (1995). Sparing of verbs and preserved but ineffectual reading in a patient with impaired word production. *Cortex, 31,* 619–636.

Devlin, J.T., Gonnerman, L.M., Andersen, E.S. & Seidenberg, M.S. (1998). Category-specific semantic deficits in focal and widespread brain damage: A computational account. *Journal of Cognitive Neuroscience 10,* 77–94.

Druks, J.(2002). Verbs and nouns : A review of the literature. *Journal of Neurolinguistics, 15,* 289–315.

Druks, J., & Masterson, J. (2000). *An Object and Action Naming Battery.* Hove, UK: Psychology Press.

Druks, J., Masterson, J., Kopelman, M., Claire, L., Rose, A., & Rai, G. (2006). Is action naming better preserved (than object naming) in Alzheimer's disease and why should we ask? *Brain and Language, 98,* 332–340.

Farah, M.J., & McClelland, J.L.(1991). A computational model of semantic memory impairment: Modality specificity and emergent category specificity. *Journal of Experimental Psychology: General, 120,* 339–357.

藤田郁代 (2013). 統語障害 －日本語の失文法－. 高次脳機能研究, 33, 1–11.

藤田郁代, 物井寿子, 奥平奈保子, 植田恵, 小野久里子, 古谷二三代, 下垣由美子, 井口由子, 笹沼澄子 (2000). 『失語症語彙検査－単語の情報処理の評価－』. 千葉：エスコアール

Gordon, J.K., & Dell, G.S. (2003). Learning to divide the labor: An account of deficits in light and heavy verb production. *Cognitive Science, 27,* 1–40.

Guo, C.C., Gorno-Tempini, M.L., Gesierich,B., Henry, M., Trujillo, A., Shany-Ur, T., Jovicich, J., Robinson, S.D., Kramer, J.H., Rankin, K.P., Miller, B.L., & Seeley, W.W. (2013). Anterior temporal lobe degeneration produces widespread network-driven dysfunction. *Brain, 136,* 2979–2991.

Hauk, O., Shtyrov, Y., & Pulvermüller, F. (2008). The time course of action and action-word comprehension in the human brain as revealed by neurophysiology. *Journal of Physiology, 102,* 50–58.

Ishibashi, R., Pobrica, G., Saito, S., & Lambon Ralph, M.A. (2016). The neural network for tool-related cognition: An activation likelihood estimation meta-analysis of 70 neuroimaging contrasts. *Cognitive Neuropsychology, 33,* 241–256.

勝木準 (2005). 動詞／名詞の選択的障害. 笹沼澄子編,『言語コミュニケーション障害の新しい視点と介入理論』. 57–74. 東京：医学書院.

菅野倫子, 藤田郁代 (2007). 失語症の文発話における動詞提示の効果－非流暢性失語例と流暢性失語例の比較－. 言語聴覚研究 4, 141–149.

国立国語研究所 (1984).『日本語教育のための基本語彙調査』. 東京：秀英出版

小島義次, 龍浩志, 植村研一, 横山徹夫, 今村陽子 (1990). 失語症患者における動詞と名詞の産生について. 神経心理学, 6, 172–178.

久保田純子, 藤田郁代, 橋本律夫 (2005). 失語症における名詞と動詞の呼称能力の乖離. 言語聴覚研究, 2, 3-12.

Laiacona, M., & Caramazza, A. (2004). The noun/verb dissociation in language production: Varieties of causes. *Cognitive Neuropsychology, 21,* 103–123.

Laine, M., & Martin, N. (2006). Anomia: Theoretical and Clinical Aspects. East Sussex, UK: Psychology Press. (マッティ・ライネ, ネイデン・マーティン著. 佐藤ひとみ訳, 2010,『失名辞（アノミア）－失語症モデルの現在と治療の新地平－』. 東京：医学書院)

Lambon Ralph, M.A., Howard, D., Nightingale, G., & Ellis, A.W. (1998). Are living and non-living category-specific deficits causally linked to impaired perceptual or associative knowledge? *Neurocase, 4,* 311-338.

Levelt, W.J.M., Roelofs, A., & Meyer, A.S. (1999). A theory of lexical access in speech production. *Behavioral and Brain Sciences, 22,* 1-75.

Longe, O., Randall, B., Stamatakis, E.A., Tyler, L.K. (2007). Grammatical categories in the brain: The role of morphological structure. *Cerebral Cortex , 17,* 1812-1820.

Martin, A., & Caramazza, A.(2003). Neuropsychological and neuroimaging perspectives on conceptual knowledge. *Cognitive Neuropsychology, 20,* 195-212.

Masterson, J., & Druks, J. (1998). Description of a set of 164 nouns and 102 verbs matched for printed word frequency, familiarity and age-of-acquisition. *Journal of Neurolinguistics, 11,* 331-354.

Masterson, J., Druks, J., & Gallienne, D. (2008). Object and action picture naming in three- and five-year-old children. *Journal of Child Language, 35,* 373-402.

Mätzig, S., Druks, J., Masterson, J., & Vigliocco, G. (2009). Noun and verb differences in picture naming: Past studies and new evidence. *Cortex, 45,* 738-758.

Miceli, G., Silveri, M.C.,Villa, G., & Caramazza, A. (1984). On the basis for the agrammatic's difficulty in producing main verbs. *Cortex, 20,* 207-220.

Miceli, G., Silveri, M.C., Nocentini U., & Caramazza, A. (1988). Patterns of dissociation in comprehension and production of nouns and verbs. *Aphasiology, 2,* 351-358.

Miozzo, M.,& Caramazza, A. (1997). Retrieval of lexical-syntactic features in tip-of–the-tongue states. *Journal of Experimental Psychology, Learning, Memory, and Cognition, 23,* 1410-1423.

Miozzo, M., Soardi, M., & Cappa, S.F. (1994). Pure anomia with spared action naming due to a left temporal lesion. *Neuropsychologia, 32,* 1101-1109.

宮内哲 (2013). 脳を測る－改訂 ヒトの脳機能の非侵襲的測定－. 心理学評論, 56, 414-454.

Nickels, L., & Howard, D. (1994). A frequent occurrence? Factors affecting the production of semantic errors in aphasic naming. *Cognitive Neuropsychology, 11,* 289-320.

Nickels, L., & Howard, D. (1995). Aphasic Naming : What matters? *Neuropsychologia, 33,* 1281-1303.

奥平奈保子, 物井寿子 (2000). 失語症語彙検査の開発 －失語症患者の症状解析を中心に－. 失語症研究, 20, 234-243.

Patterson, K., & Plaut, D.C. (2009). "Shallow draughts intoxicate the brain": Lessons from cognitive science for cognitive neuropsychology. *Topics in Cognitive Science, 1,* 39-58.

Patterson, K., Nestor, P.J., & Rogers, T.T. (2007). Where do you know what you know? The representation of semantic knowledge in the human brain. *Nature Reviews. Neuroscience, 8,* 976-987.

Roelofs, A., Meyer, A.S., & Levelt, W.J.M. (1998). A case for the lemma/lexeme distinction in models of speaking: Comment on Caramazza and Miozzo (1997). *Cognition, 69,* 219-230.

Rofes, A., Capasso, R., & Miceli, G. (2015). Verb production tasks in the measurement of communicative abilities in aphasia. *Journal of Clinical and Experimental Neuropsychology, 37,* 483-502.

Rogers, T.T., Lambon Ralph, M.A., Garrard, P., Bozeat, S., McClelland, J.L., Hodges, J.R., & Patterson, K. (2004). Structure and deterioration of semantic memory: A neuropsychological and computational investigation. *Psychological Review, 111,* 205-235.

Saccuman, M.C., Cappa, S.F., Bates, E.A., Arevalo, A., Della Rosa, P., Danna, M., & Perani, D. (2006). The impact of semantic reference on word class: An fMRI study of action and object naming. *NeuroImage, 32,* 1865–1878.

Sacchet, C., & Humphreys, G.W. (1992). Calling a squirrel a squirrel but a canoe a wigwam: A category-specific deficit for artefactual objects and body parts. *Cognitive Neuropsychology, 9,* 73–86

阪本一郎 (1984).『新教育基本語彙』. 東京 : 学芸図書.

佐久間尚子, 伊集院睦雄, 伏見貴夫, 辰巳格, 田中正之, 天野成昭, 近藤公久 (2005). NTT データベースシリーズ『日本語の語彙特性』第 8 巻 単語心像性. 東京 : 三省堂.

佐藤ひとみ (2017).『物品と動作の呼称検査 An Object & Action Naming Test －その背景・特色と呼称セラピーのための評価－』. 千葉 : エスコアール.

佐藤ひとみ (2013). 健常成人の呼称機能 －年齢・性・単語属性の影響と誤反応パターンの検討－. 高次脳機能研究, *33,* 364–373.

佐藤ひとみ, 岩村友莉, 浅川伸一 (2013a). どのように呼称障害は回復するのか？ －トライアングル・モデルの枠組みを用いた失名辞の実験的研究－. 神経心理学, 29, 143–156.

佐藤ひとみ, 浦野雅世, 伏見貴夫 (2007). 失語症患者における音韻障害と意味障害. 第 10 回認知神経心理学研究会抄録, 24–25. 倉敷.

佐藤ひとみ, 浦野雅世, 三村將 (2013b). 失名辞失語患者の呼称障害. 神経心理学, 29, 121.

Shallice, T. (1988). *From neuropsychology to mental structure.* Cambridge, England: Cambridge University Press.

Shapiro, K., Shelton, J. & Caramazza, A. (2000). Gramatical class in lexical production and morhpological processing: Evidence from a case of fluent aphasia. *Cognitive Neuropsychology, 17,* 665–682.

Shapiro, K., & Caramazza, A. (2001a). Sometimes a noun is just a noun: Comments on Bird, Howard, and Franklin (2000). *Brain and Language, 76,* 202–212.

Shapiro, K., & Caramazza, A. (2001b). Language is more than its parts: A reply to Bird, Howard, and Franklin (2001). *Brain and Language, 78,* 397–401.

Silveri, M.C., & Di Betta, A.M. (1997). Noun-verb dissociation in brain-damaged patients: Further evidence. *Neurocase, 3,* 477–488.

Soloukhina, O.A., & Ivanova, M.V. (2018). Investigating comprehension of nouns and verbs: Is there a difference? *Aphasiology, 32,* 183–203.

滝沢透, 浅野紀美子, 森宗勧, 村井俊哉, 濱中淑彦 (2002). 失語症患者の呼称における名詞と動詞の二重解離. 神経心理学, 18, 84–91.

Thompson, C.K., Lukic, S., King, M.C., Mesulam, M.M., & Weintraub, S. (2012). Verb and noun deficits in stroke-induced and primary progressive aphasia: The Northwestern Naming Battery. *Aphasiology, 26,* 632-655.

Tyler, L.K., Randall, B., & Stamatakis, A. (2008). Cortical differentiation for nouns and verbs depends on grammatical markers. *Journal of Cognitive Neuroscience, 20,* 1381–1389.

Tyler, L.K., Marslen-Wilson, W., & Stamatakis, E.A. (2005). Dissociating neuro-cognitive component processes: Voxel-based correlational methodology. *Neuropsychologia, 43,* 771–778.

Tyler, L.K., Bright, P., Fletcher, P., & Stamatakis, E.A. (2004). Neural processing of nouns and verbs: The role of inflectional morphology. *Neuropsychologia, 42,* 512–523.

Vigliocco, G., Warren, J., Siri, S., Arciuli, J., Scott, S. & Wise, R. (2006). The role of semantics and grammatical class in the neural representation of words. *Cerebral Cortex, 16,* 1790–1796.

Vigliocco, G., Vinson, D.P., Druks, J., Barber, H., & Cappa, S. F. (2011). Nouns and verbs in the brain: A review of behavioural, electrophysiological, neuropsychological and imaging studies. *Neuroscience and Biobehavioral Reviews, 35,* 407–426.

Warrington, E.K., & McCarthy, R. (1983). Category specific access dysphasia. *Brain, 106,* 859-878.

Warrington, E.K., & Shallice, T. (1984). Category specific semantic impairments. *Brain, 107,* 829–854.

Wilson, S.M. & Saygin, A.P. (2004). Grammaticality judgment in aphasia: Deficits are not specific to syntactic structures, aphasic syndromes, or lesion sites. *Journal of Cognitive Neuroscience, 16,* 238–252.

Woollams, A., Cooper-Pye, E., Hodges, J.R., & Patterson, K. (2008). Anomia: A doubly typical signature of semantic dementia. *Neuropsychologia, 46,* 2503–2514.

安田菜穂 (2013). 構文の治療－動詞処理が文発話に及ぼす影響－. 高次脳機能研究, 33, 221–227.

Zingester, L.B. & Berndt, R.S.(1988). Grammatical class and context effects in a case of pure anomia: Implications for models of language processing. *Cognitive Neuropsychology, 5,* 473–516.

添付資料

〈資料1〉

 資料1-1 物品/動作呼称で成績差がみられた112名の症例 ……………………………… 36

 資料1-2 物品/動作呼称で成績差がみられた112名の症例の出典 ………………… 39

〈資料2〉

 資料2-1 検査名詞54語の単語属性値 ……………………………………………… 41

 資料2-2 検査動詞54語の単語属性値 ……………………………………………… 42

〈資料3〉

 資料3 検査名詞と動作呼称検査・「を」格の名詞の単語属性 …………………… 43

資料1-1　物品／動作呼称で成績差がみられた112名の症例

No	Study	Patients	Nouns > Verbs (%)	Verbs > Nouns (%)	Noun score/ verb scores in %	Diagnostic clasification	Lesion site
1	Bastiaanse and Jonkers(1998)	A4	51		83/32	Fluent	n.a
2		A6	40		80/40	Fluent	n.a
3		B5	37		67/30	Non-fluent	n.a
4		B6	34		82/48	Non-fluent	n.a
5		B1	24		72/48	Non-fluent	n.a
6		A5	23		43/20	Fluent	n.a
7		A3	22		85/63	Fluent	n.a
8		B7	22		50/28	Non-fluent	n.a
9		B8	21		73/52	Non-fluent	n.a
10		B4	20		78/58	Non-fluent	n.a
11		B3	15		92/77	Non-fluent	n.a
12	Bates et al.(1991)	C13	56		88/32	Non-fluent	n.a
13		C32	40		83/43	Non-fluent	n.a
14	Berndt et al.(2002)	RE	48		83/35	Non-fluent	n.a
15		ML	33		89/56	Non-fluent	n.a
16		SC	33		70/37	Non-fluent	n.a
17	Berndt et al.(1997a)	SK		30	47/77	Fluent	Fronto-temporooccipito-parietal, left
18	Berndt et al.(1997b)	HF		34	49/83	Fluent	n.a
19		LR	52		92/40	Non-fluent	n.a
20	Berndt and Haendiges(2000)	JH	33		80/47	Fluent	Basal ganglia, left
21	Bi et al.(2005)	ZBL		37	41/78	Fluent	Medial temporal, lateraltemporo-occipital,occipital, left
22	Bird et al.(2000)	IB	35		81/46	Non-fluent	Lt MCA
23		TJ	26		83/57	Non-fluent	Frontal, left
24		JM	24		98/74	Non-fluent	Temporal, left
25		ML		21	72/93	Fluent	Temporo-parietal-occipital, left
26	Breedin and Martin (1996)	LK	30		93/63	Non-fluent	Fronto-temporo-parietal, left
27	Breedin et al.(1998)	LN	35		78/43	Non-fluent	Fronto-temporo-parietal, left
28	Caramazza and Hillis(1991)	HW	34		56/22	Fluent	Occipital, parietal, left
29	De Bleser and Kauschke(2003)	2	55		97/42	Fluent	n.a
30		5	53		92/39	Non-fluent	n.a
31		9	52		94/42	Non-fluent	n.a
32		8	47		94/47	Non-fluent	n.a
33		3	36		94/58	Fluent	n.a
34		6	33		83/50	Non-fluent	n.a
35		7	30		86/56	Non-fluent	n.a
36		1	25		81/56	Fluent	n.a
37	De Renzi and Di Pellegrino (1995)	Mario		81	7/88	Fluent	Fronto-temporal, left
38	Druks and Carroll (2005)	DOR	14		76/62	Mixed	Lt MCA: front-temporo-parietal, left
39	Hillis and Caramazza(1995)	EBA		60	12/72	Fluent	Fronto-temporo-parietal, left
40	Jonkers and Bastiaanse(1996)	TB	51		88/37	Fluent	Internal capsule, white matter, left
41	Jonkers and Bastiaanse(1998)	FL	22		85/63	Fluent	Lt.hemishere MRI: no abnomality

42	菅野・藤田(2007)	NF1	40		83/43	Non-fluent	左前頭葉・頭頂小葉皮質,皮質下白質,上側頭回一部
43		F1	35		65/30	Fluent	左上中側頭回・頭頂葉皮質・皮質下白質,前頭葉一部
44	Kim and Thompson(2000)	BW	38		98/60	Non-fluent	Broca's area, white matter, left
45		CH	24		97/73	Non-fluent	Broca's area, white matter, left
46		BH	20		86/66	Non-fluent	Broca's area, white matter, left
47		TE	19		92/73	Non-fluent	Broca's area, white matter, left
48		PR	18		84/66	Non-fluent	Broca's area, white matter, left
49		MD	17		98/81	Non-fluent	Broca's area, white matter, left
50		JOC	13		94/81	Non-fluent	Broca's area, white matter, left
51	久保田ら(2005)	C1	33		58/25	Fluent	左下頭頂葉皮質・皮質下白質,上側頭回一部
52		W1	31		58/27	Fluent	左下頭頂葉皮質・皮質下白質,中側頭回一部
53		C3	22		27/5	Fluent	左下頭頂葉皮質・皮質下白質,上側頭回一部
54		C2		31	37/68	Fluent	左側頭葉〜頭頂葉皮質・皮質下白質
55		A2		20	3/23	Fluent	左前頭葉〜側頭葉皮質・皮質下白質
56	Laiacona and Caramazza(2004)	EA		40	42/82	Fluent	Temporal, left
57	Luzzatti et al.(2002)	MC	65		73/8	Fluent	Left posterior part of temporal lobe and inferior parietal gyrus
58		FC	57		87/30	Non-fluent	Fronto-temporal,left
59		AF	50		53/3	Non-fluent	Insula, sub-cortical structures, left
60		24	49		57/8	Fluent	n.a.
61		MB	48		83/35	Non-fluent	Fronto-temporal,left
62		58	48		53/3	Mixed	n.a.
63		UB	39		87/48	Fluent	Parietal, left
64		32	37		47/10	Fluent	n.a.
65		51	35		80/45	Non-fluent	n.a.
66		6	35		80/45	Fluent	n.a.
67		LZ	32		70/38	Non-fluent	Fronto-temporal,left
68		CB	32		47/15	Fluent	Parietal, left
69		FS	32		47/15	Mixed	Insula, sub-cortical structures, left
70		GP	32		70/38	Mixed	Temporal medial lobe, left
71		FM	30		70/40	Non-fluent	Insula, sub-cortical structures, left
72		RB	30		70/40	Fluent	Left posterior part of temporal lobe and inferior parietal gyrus
73		1	30		70/40	Fluent	n.a.
74		PV		45	13/58	Fluent	Inferior medial occipito-temporal, left
75		FG		38	7/45	Fluent	Left medial part of middle and inferiortemporal gyri
76	Marshall et al.(1996)	RG		35	29/64	Fluent	n.a.
77	Marshall et al.(1998)	EM	31		90/59	Non-fluent	n.a.
78	Mätzig et al.(2009)	PM	31		90/59	Fluent	n.a.
79		SJ	25		99/74	Non-fluent	n.a.
80		HC	13		87/74	Mixed	n.a.
81		BM	12		94/82	Mixed	n.a.
82		CH	10		93/83	Fluent	n.a.
83	Miceli et al.(1984)	AA		48	11/59	Fluent	Temporo-parietal, bilat.
84		SF		46	27/73	Fluent	Temporal, left
85		ML		37	38/75	Fluent	Temporal, left
86	Miceli et al.(1988)	FDP	46		96/50	Non-fluent	Temporo-parietal, left
87		CS	47		83/36	Non-fluent	Fronto-temporal, right
88		AM	44		69/25	Non-fluent	Fronto-temporo-parietal, left

89	Miozzo et al.(1994)	AL		29	50/79	Fluent	left temporal lobe hemorrhge
90	奥平・物井(2000)	WT	27		50/23	Broca	左前・側・頭頂葉
91		YK	45		70/25	Fluent	左被殻,側頭葉皮質下
92		M K		30	30/60	Fluent	左側頭葉下部
93	Shapiro and Caramazza (2003a)	RC	33		92/59	Non-fluent	Broca's area, prefrontal cortex, insula, internal capsule, anterior temporal, parietal operculum, left
94	Shapiro and Caramazza (2003b)	HG	49		73/24	Fluent	Fronto-temporal, basal ganglia, left
95	Silveri and Di Betta (1997)	SM	33		87/54	Mixed	Parietal white matter, external capsule, thalamus, left
96		BO		32	29/61	Fluent	Temporo-parietal, left
97	Silveri et al.(2003)	SA	31		90/59	Non-fluent	Parietal, left
98	Sörös et al.(2003)	JP		15	33/48	Fluent	Posterior parietal, superior temporal
99	滝沢ら(2002)	AK	77		97/20	Non-fluent	左中心回〜前頭葉〜側頭葉〜大脳基底核
100		SH	43		93/50	Non-fluent	左中心回〜大脳基底核
101		NG	43		90/47	Non-fluent	左中心回〜側頭葉〜大脳基底核
102		KN	40		60/20	Fluent	左大脳基底核,左前頭葉,側頭葉
103		TF	33		90/57	Fluent	左側頭葉,右皮質下白質
104		AH	33		93/60	Non-fluent	左中心回〜前頭葉〜側頭葉〜大脳基底核
105		MU		66	17/83	Fluent	左前頭葉〜側頭葉
106		KK		33	50/83	Fluent	左大脳基底核
107		TN		33	60/93	Fluent	左側頭葉〜頭頂葉
108		MH		30	57/87	Fluent	左側頭葉
109		KI		20	77/97	Fluent	左側頭葉
110	安田(2013)	症例2	45		68/38	Non-fluent	左下前頭回,中心前回,上・中側頭回,中心後回
111		症例1	33		38/5	Non-fluent	左下前頭回,上・中側頭回,中心後回
112	Zingeser and Berndt (1988)	HY		50	35/85	Fluent	Left temporal and occipital lobe and inferior parietal lobe

＊1 論文は著者名のアルファベット順、症例は名詞-動詞の成績差が大きい順で記載している。

＊2 Bird et al.(2000)は、2つの名詞・動詞検査の内Verb and Noun Test(VAN)の結果を記載した。

資料1-2　物品／動作呼称で成績差がみられた112名の症例の出典

*本欄に記載されていない出典 (15/37) は、本文で引用したため「文献」を参照されたい

Bastiaanse, R. & Jonkers, R. (1998). Verb retrieval in action naming and spontaneous speech in agrammatic and anomic aphasia. *Aphasiology, 12,* 951–969.

Bates, E., Chen, S., Tzeng, O., Li, P., & Opie, M. (1991). The noun-verb problem in Chinese aphasia. *Brain and Language, 4,* 203–233.

Berndt, R.S., Burton, M.W., Haendiges, A.N., & Mitchum, C.C. (2002). Production of nouns and verbs in aphasia: Effects of elicitation context. *Aphasiology, 16,* 83–106.

Berndt, R.S., Haendiges, A.N., & Wozniak, M.A. (1997a). Verb retrieval and sentence processing: Dissociation of an established symptom association. *Cortex, 33,* 99–114.

Berndt, R.S., Mitchum, C.C., Haendiges, A.N., & Sandson, J. (1997b). Verb retrieval in aphasia. 1. Characterizing single word impairments. *Brain and Language, 56,* 68–106.

Berndt, R.S., & Haendiges, A.N. (2000). Grammatical class in word and sentence production: Evidence from an aphasic patient. *Journal of Memory and Language, 43,* 249–273.

Bi, Y., Han, Z., Shu, H., & Caramazza, A. (2005). Are verbs like inanimate objects? *Brain and Language, 95,* 28–29.

Breedin, S.,D. & Martin, R. (1996). Patterns of verb impairment in aphasia: An analysis of four cases. *Cognitive Neuropsychology, 13,* 51–91.

Breedin, S.D., Saffran, E.M., & Schwartz, M.F. (1998). Semantic factors in verb retrieval: An effect of complexity. *Brain and Language, 63,* 1–31.

De Bleser, R. & Kauschke, C. (2003). Acquisition and loss of nouns and verbs: Parallel or divergent patterns? *Journal of Neurolinguistics, 16,* 213–229.

Druks, J. & Carroll, E. (2005). The crucial role of tense for verb production. *Brain and Language, 94,* 1–18.

Hillis, A., & Caramazza, A. (1995). Representations of grammatical categories of words in the brain. *Journal of Cognitive Neuroscience, 7,* 396–407.

Jonkers, R., & Bastiaanse, R. (1996). The influence of instrumentality and transitivity on action naming in Broca's and anomic aphasia. *Brain and Language, 55,* 33–39.

Jonkers, R., & Bastiaanse, R. (1998). How selective are selective word class deficits? Two case studies of action and object naming. *Aphasiology, 12,* 245–256.

Kim, M., & Thompson, C.K. (2000). Patterns of comprehension and production of nouns and verbs in agrammatism: Implications for lexical organization. *Brain and Language, 74,* 1–25.

Luzzatti, C., Raggi, R., Zonca, G., Pistarin, C., Contard, A., & Pinna, G.D. (2002). Verb-noun double dissociation in aphasic lexical impairments: The role of word frequency and imageability. *Brain and Language, 81,* 432–444.

Marshall, J., Chiat, S,. Robson, J., & Pring, T. (1996). Calling a salad a federation: An investigation of semantic jargon. Part b-verbs. *Journal of Neurolinguistics, 9,* 251–260.

Marshall, J., Pring, T., & Chiat, S. (1998). Verb retrieval and sentence production in aphasia. *Brain and Language, 63,* 159–183.

Shapiro, K., & Caramazza, A. (2003a). Grammatical processing of nouns and verbs in left frontal cortex? *Neuropsychologia, 41,* 1189–1198.

Shapiro, K., & Caramazza, A. (2003b). Looming a loom: Evidence for independent access to grammatical and phonological properties in verb retrieval. *Journal of Neurolinguistics, 16,* 85–111.

Silveri, M.C., Perri, R., & Cappa, A. (2003). Grammatical class effects in brain-damaged patients: Functional locus of nouns and verb deficits. *Brain and Language, 85,* 49–66.

Sörös, P., Cornelissen, K., Laine, M., & Salmelin, R. (2003). Naming actions and objects: Cortical dynamics in healthy adults and in an anomic patient with a dissociation in action/object naming. *NeuroImage, 19,* 1787–1801.

資料2-1　検査名詞54語の単語属性値

ID	Test SQ	単語	読み	心像性	Mora	Vimag	FAV	Freq	頻度	AoA	基本語彙
N1	48	顎	あご	L	2	4.77	4.59	2.01	102	1	A1
N2	16	足	あし	L	2	5.86	6.44	4.30	19920	1	A1
N3	21	石	いし	H	2	6.20	6.47	3.73	5334	1	A1
N4	4	兎	うさぎ	L	3	5.23	5.44	2.26	184	1	A1
N5	40	鎌	かま	L	2	4.53	4.84	2.09	122	1	A1
N6	11	髪	かみ	H	2	6.20	6.34	3.52	3283	1	A1
N7	18	瓦	かわら	L	3	4.94	5.47	3.17	1474	1	A1
N8	54	櫛	くし	L	2	4.09	4.34	1.81	65	1	A1
N9	35	雲	くも	H	2	6.20	6.31	3.59	3891	1	A1
N10	28	顕微鏡	けんびきょう	L	5	5.29	5.44	2.86	723	3	B1
N11	23	黒板	こくばん	H	4	6.09	5.91	2.82	665	1	A1
N12	8	琴	こと	L	2	5.17	5.56	3.10	1250	1	A1
N13	13	米	こめ	H	2	6.34	6.63	4.45	28116	1	A1
N14	14	財布	さいふ	L	3	5.97	6.13	3.31	2039	1	A1
N15	53	自転車	じてんしゃ	H	4	6.54	6.47	3.89	7809	1	A1
N16	38	城	しろ	L	2	5.43	5.84	3.32	2074	1	A1
N17	30	扇子	せんす	L	3	5.09	4.97	2.35	226	1	A1
N18	10	線路	せんろ	L	3	5.37	5.88	3.38	2376	1	A1
N19	36	草履	ぞうり	L	3	4.63	5.22	2.03	107	1	A1
N20	51	タオル	たおる	H	3	6.66	6.50	3.04	1101	1	A1
N21	3	タクシー	たくしー	H	4	6.40	6.47	3.84	6878	3	B1
N22	1	蝶々	ちょうちょう	L	4	5.21	5.03	2.45	279	1	A1
N23	37	チョコレート	ちょこれーと	H	5	6.74	6.53	3.04	1102	2	A2
N24	47	机	つくえ	H	3	6.23	6.22	3.61	4086	1	A1
N25	2	手	て	H	1	6.23	6.41	4.71	50737	1	A1
N26	46	灯台	とうだい	L	4	5.31	5.81	2.72	522	2	A2
N27	31	トマト	とまと	H	3	6.91	6.41	3.25	1785	1	A1
N28	41	トラック	とらっく	H	4	6.40	6.56	3.98	9543	1	A1
N29	17	ナイフ	ないふ	H	3	6.34	6.38	3.44	2749	1	A1
N30	50	波	なみ	L	2	5.74	6.16	3.86	7193	1	A1
N31	39	涙	なみだ	H	3	6.09	6.41	3.86	7181	1	A1
N32	15	ネクタイ	ねくたい	H	4	6.54	6.31	3.21	1613	4	A1
N33	9	ノート	のーと	H	3	6.23	6.56	3.49	3096	1	A1
N34	32	肺	はい	L	2	5.40	6.03	3.56	3668	3	B1
N35	19	バイオリン	ばいおりん	H	5	6.49	6.25	3.21	1613	1	A1
N36	29	バス	ばす	H	2	6.54	6.53	4.07	11801	1	A1
N37	25	バット	ばっと	H	3	6.11	6.09	3.34	2188	5	B3
N38	52	羽	はね	L	2	5.34	5.88	3.09	1233	1	A1
N39	49	ビール	びーる	H	3	6.71	6.56	3.80	6357	1	A1
N40	26	瓶	びん	L	2	5.23	5.59	3.27	1846	1	A1
N41	34	筆	ふで	L	2	5.49	5.84	3.26	1821	1	A1
N42	7	ヘリコプター	へりこぷたー	H	6	6.43	6.44	3.69	4902	4	B2
N43	6	ベルト	べると	L	3	5.91	5.94	2.96	903	4	B2
N44	12	ベンチ	べんち	L	3	6.03	6.34	3.47	2940	2	A2
N45	22	弁当	べんとう	L	4	5.91	6.34	3.44	2739	1	A1
N46	33	ポスト	ぽすと	H	3	6.31	6.47	4.04	10948	1	A1
N47	5	窓	まど	H	2	6.14	6.28	3.79	6119	1	A1
N48	45	ミシン	みしん	H	3	6.29	6.19	2.84	692	3	B1
N49	44	門	もん	L	2	5.37	5.97	3.66	4572	1	A1
N50	27	山	やま	H	2	6.14	6.47	4.06	11469	1	A1
N51	42	百合	ゆり	L	2	4.97	5.38	1.89	77	1	A1
N52	24	ライター	らいたー	L	4	5.91	5.97	2.97	941	5	B3
N53	43	ラジオ	らじお	H	3	6.60	6.50	3.94	8696	1	A1
N54	20	ランプ	らんぷ	L	3	5.54	6.13	2.93	856	1	A1

〈注1〉　Mora: モーラ数，　Vimag: 文字単語 心像性，　FAV: 音声文字単語 親密度，　Freq: 頻度を対数変換(log10)した数値，
　　　　AoA（獲得年齢）:『新教育基本語彙』(阪本, 1984)でA1,A2, B1, B2, B3と分類されたものに1〜5の数量を当てはめた数値。

〈注2〉　Test SQ:「物品の理解検査」課題の呈示順序

〈注3〉　ID番号は「物品の呼称検査」と共通で、刺激語の50音順である。

資料2-2　検査動詞54語の単語属性値

ID	Test SQ	単語	読み	心像性	Mora	Vimag	FAV	Freq	頻度	AoA	基本語彙
V1	9	上がる	あがる	L	3	4.71	6.03	4.34	21952	1	A1
V2	6	開ける	あける	H	3	4.86	6.13	3.97	9251	1	A1
V3	16	洗う	あらう	H	3	5.09	6.25	3.59	3903	1	A1
V4	29	合わせる	あわせる	L	4	4.4	5.97	4.5	31637	1	A1
V5	23	入れる	いれる	L	3	4.629	5.97	4.72	52155	1	A1
V6	41	植える	うえる	L	3	4.8	5.63	3.51	3270	1	A1
V7	10	打つ	うつ	H	2	5	6.28	4.12	13269	1	A1
V8	28	押す	おす	H	2	5.29	6.31	3.94	8663	1	A1
V9	11	落とす	おとす	L	3	4.71	6.13	3.97	9259	1	A1
V10	26	降りる	おりる	H	3	4.83	5.94	3.73	5320	1	A1
V11	35	降ろす	おろす	L	3	4.66	5.84	3.04	1088	1	A1
V12	4	書く	かく	H	2	5.2	6.47	4.67	47254	1	A1
V13	25	数える	かぞえる	L	4	4.6	6.09	3.7	4955	1	A1
V14	17	かぶる	かぶる	L	3	4.69	5.78	3.51	3236	1	A1
V15	45	刈る	かる	L	2	4.71	5.59	2.64	439	1	A1
V16	8	聞く	きく	H	2	5.26	6.38	4.85	70067	1	A1
V17	1	切る	きる	L	2	4.8	6.41	4.29	19318	1	A1
V18	52	着る	きる	H	2	5.17	6.09	3.85	7010	1	A1
V19	43	漕ぐ	こぐ	L	2	4.23	5.25	1.58	38	1	A1
V20	47	壊す	こわす	L	3	4.71	5.66	3.57	3755	2	A2
V21	51	締める	しめる	L	3	4.4	5.5	3.03	1078	1	A1
V22	38	閉める	しめる	H	3	5.03	6.16	3.15	1410	1	A1
V23	24	吸う	すう	H	2	4.89	5.94	3.55	3526	1	A1
V24	50	捨てる	すてる	H	3	5.17	6.22	4.05	11285	1	A1
V25	33	叩く	たたく	L	3	4.63	5.69	2.01	103	1	A1
V26	21	畳む	たたむ	L	3	4.09	4.34	1.82	66	1	A1
V27	13	建てる	たてる	L	3	4.54	5.97	3.9	8033	1	A1
V28	54	食べる	たべる	H	3	5.63	6.56	4.32	20781	1	A1
V29	7	摘む	つむ	L	2	4.51	5.47	2.82	667	1	A1
V30	20	釣る	つる	H	2	5.23	5.84	2.68	474	1	A1
V31	46	跳ぶ	とぶ	H	2	4.94	5.63	2.86	728	1	A1
V32	14	投げる	なげる	H	3	5.34	6.19	3.87	7380	1	A1
V33	22	握る	にぎる	H	3	5.09	5.88	4.07	11640	1	A1
V34	40	脱ぐ	ぬぐ	H	2	5.31	6.22	3.05	1129	1	A1
V35	32	塗る	ぬる	H	2	4.86	5.94	3.31	2055	1	A1
V36	44	飲む	のむ	H	2	5.54	6.34	4.03	10645	1	A1
V37	27	測る	はかる	L	3	4.4	5.75	3.47	2932	1	A1
V38	53	履く	はく	L	2	4.37	5.72	2.67	471	1	A1
V39	12	運ぶ	はこぶ	H	3	4.89	6.31	4.23	17021	1	A1
V40	42	貼る	はる	H	2	4.86	5.69	2	99	1	A1
V41	30	引く	ひく	H	2	4.83	6.34	4.07	11623	1	A1
V42	39	弾く	ひく	L	2	4.8	5.72	3.2	1581	1	A1
V43	15	拭く	ふく	L	2	4.69	5.28	1.88	76	1	A1
V44	19	吹く	ふく	L	2	4.74	6.03	3.61	4076	1	A1
V45	34	踏む	ふむ	H	2	4.83	5.91	3.72	5235	1	A1
V46	48	干す	ほす	H	2	4.94	5.84	2.8	625	1	A1
V47	3	掘る	ほる	L	2	4.77	5.81	3.43	2709	1	A1
V48	31	撒く	まく	L	2	3.71	4.75	1.7	50	1	A1
V49	49	回す	まわす	L	3	4.54	5.88	3.84	6903	1	A1
V50	37	磨く	みがく	L	3	4.63	5.69	3.3	2015	1	A1
V51	2	見る	みる	H	2	5.2	6.56	5.18	152418	1	A1
V52	36	焼く	やく	H	2	5.31	6.38	3.67	4678	1	A1
V53	18	読む	よむ	H	2	5.2	6.41	4.43	26611	1	A1
V54	5	割る	わる	L	2	4.51	5.69	3.77	5919	1	A1

〈注1〉　Mora: モーラ数，Vimag: 文字単語 心像性，FAV: 音声文字単語 親密度，Freq: 頻度を対数変換(log10)した数値，
AoA（獲得年齢）：『新教育基本語彙』(阪本, 1984)でA1,A2, B1, B2, B3と分類されたものに1〜5の数量を当てはめた数値。

〈注2〉　Test SQ：「動作の理解検査」課題の呈示順序

〈注3〉　ID番号は「動作の呼称検査」と共通で、刺激語の50音順である。